Krishna Pratap Singh Senger
Vivek Sharma
Ajay Kumar Singh

Doença degenerativa da articulação do joelho: Correlação clínico-radiológica

Krishna Pratap Singh Senger
Vivek Sharma
Ajay Kumar Singh

Doença degenerativa da articulação do joelho: Correlação clínico-radiológica

ScienciaScripts

Imprint

Any brand names and product names mentioned in this book are subject to trademark, brand or patent protection and are trademarks or registered trademarks of their respective holders. The use of brand names, product names, common names, trade names, product descriptions etc. even without a particular marking in this work is in no way to be construed to mean that such names may be regarded as unrestricted in respect of trademark and brand protection legislation and could thus be used by anyone.

Cover image: www.ingimage.com

This book is a translation from the original published under ISBN 978-620-2-09397-2.

Publisher:
Sciencia Scripts
is a trademark of
Dodo Books Indian Ocean Ltd. and OmniScriptum S.R.L publishing group

120 High Road, East Finchley, London, N2 9ED, United Kingdom
Str. Armeneasca 28/1, office 1, Chisinau MD-2012, Republic of Moldova, Europe
Printed at: see last page
ISBN: 978-620-7-96567-0

Índice

Reconhecimento..3
INTRODUÇÃO 4
REVISÃO DA LITERATURA 10
MATERIAL E MÉTODOS 24
OBSERVAÇÃO E RESULTADOS 31
DISCUSSÃO 58
CONCLUSÃO 65
BIBLIOGRAFIA 68

Dedicado a Ankita e Kritanika

Reconhecimento

Este trabalho é dedicado à minha mulher, a Dra. Ankita Singh, aos meus pais, professores respeitados e colegas.

Estou em dívida para com a minha mulher por ter dado a sua quota-parte de tempo para escrever este trabalho. Não só ela é colaboradora neste projeto, como as conclusões estatisticamente sólidas a que chegámos se baseiam na sua sólida formação estatística utilizada neste livro.

Um agradecimento especial aos meus colegas de trabalho, Dr. Vivek Sharma e Dr. Ajay Kumar Singh, por me terem ajudado nesta investigação. Foi graças à sua orientação e motivação que este trabalho difícil se tornou uma realidade.

Agradeço também aos meus colegas mais jovens que me ajudaram a concluir este trabalho de investigação.

INTRODUÇÃO

Na Índia, a osteoartrite é uma das doenças crónicas mais prevalentes que conduzem à incapacidade física e é também a forma mais comum de artrite em todo o mundo. A prevalência da osteoartrite (OA) é muito elevada e prevê-se que aumente consideravelmente, uma vez que uma grande parte da população ultrapassa os 60 anos de idade.[1,2] A osteoartrite é uma das doenças crónicas mais prevalentes que conduzem à incapacidade física dos adultos mais velhos, bem como um problema de saúde significativo entre os adultos em idade ativa. Embora a incidência de osteoartrite aumente com o avançar da idade, a osteoartrite não é uma parte natural do processo de envelhecimento. Radiograficamente, o estádio mais avançado da osteoartrite tende a apresentar sintomas mais graves; no entanto, o estádio radiográfico pode ser significativamente inconsistente com os sintomas clínicos.

Para confirmar o diagnóstico de osteoartrite, para a avaliação da gravidade da doença, exclusão de outras condições patológicas e para tranquilizar o doente, podem ser úteis radiografias dos joelhos. Embora a história e o exame físico sejam a base primária para o diagnóstico de osteoartrite, quando o diagnóstico é questionável, os achados radiográficos, incluindo osteófitos, estreitamento assimétrico do espaço articular, esclerose subcondral e padrões de distribuição das alterações osteoartríticas, podem ser úteis.

A prevalência da osteoartrite aumenta com a idade e também a incapacidade física devida à osteoartrite é mais frequente nos adultos mais velhos. A limitação dos movimentos e a dor diminuem o desempenho das actividades da vida diária nos idosos. Consequentemente, ficam dependentes de outros, mesmo para deambular, subir escadas e para actividades diárias comuns que requerem funções do joelho.

Os factores de risco comuns para a osteoartrite do joelho são a idade avançada (>50 anos), a obesidade, a história de imobilização da articulação ou de lesão da articulação, o stress profissional ou desportivo prolongado, a instabilidade ou hipermobilidade da articulação, etc.

Embora a sua prevalência aumente com a idade e seja especialmente comum em adultos mais velhos, a sua patologia de envolvimento assimétrico das articulações, perda de cartilagem, aumento da densidade óssea na região subcondral, quistos subcondrais e osteófitos é a mesma tanto em adultos mais velhos como em adultos mais jovens. A forma mais comum de osteoartrite é a osteoartrite primária e é normalmente observada em articulações que suportam o peso e que sofreram um stress anormal (por exemplo, devido a utilização excessiva ou obesidade). A etiologia da osteoartrite é desconhecida com precisão, mas é provável que os factores biomecânicos ou bioquímicos tenham um papel importante na sua patogénese e etiologia. Os factores bioquímicos que estão associados à osteoartrite incluem um índice de massa corporal elevado, disfunção neurológica e fraqueza muscular. Na osteoartrite primária, os locais de envolvimento mais comuns são os joelhos, as ancas, as mãos e os pés. A osteoartrite secundária é sequela de outra artropatia ou é secundária a traumatismo, artrite reumatoide, gota e doença de deposição de pirofosfato de cálcio.

Manifestações clínicas

A avaliação primária da osteoartrite é efectuada através da recolha meticulosa da história clínica e do exame físico. Os sintomas cruciais da osteoartrite são a dor que aumenta durante a atividade e diminui com o repouso. A instabilidade da articulação é um achado comum. A rigidez matinal é comum e pode também ocorrer após períodos de inatividade. Os resultados do exame podem incluir - inchaço, osteófitos, limitação de movimentos e crepitação. Dependendo da duração e do local de envolvimento, podem também ser observados tendões, contracturas capsulares e espasmos musculares.

Na osteoartrite, a dor pode ocorrer em qualquer parte da articulação. Normalmente, a dor progride gradualmente com o tempo, aumentando com a carga. Na osteoartrite primária, o doente raramente apresenta quaisquer sintomas sistémicos atribuíveis (por exemplo, fraqueza generalizada ou fadiga). A progressão dos sintomas é bastante consistente nos doentes com osteoartrite. Nas fases iniciais, começa um ligeiro desconforto na articulação afetada, mas este desconforto é aliviado pelo repouso. Estes sintomas evoluem para uma dor contínua na articulação afetada quando esta está a ser utilizada e, numa fase mais avançada, a dor continua a ocorrer em repouso e à noite. A sensibilidade é geralmente ligeira e ocorre fora da articulação e, em casos avançados, há restrição da amplitude de movimentos da articulação.

O Western Ontario and McMaster Universities Osteoarthritis Index (WOMAC) é utilizado para avaliar a dor, a rigidez e a função física em doentes com osteoartrite do joelho.[3]

Durante a avaliação de doentes com dores nas articulações, não devemos ignorar a existência de outros processos patológicos. Embora a história e o exame físico sejam úteis no diagnóstico da osteoartrite, os achados radiográficos e outros exames laboratoriais são necessários para diferenciar a osteoartrite primária do joelho de outras patologias.

Em doentes com osteoartrite, os achados radiográficos incluem estreitamento do espaço articular no compartimento tibiofemoral medial e patelofemoral, bem como esclerose subcondral. Em seguida, é evidente a subluxação da tíbia lateralmente e a formação de osteófitos medialmente. O estreitamento do espaço articular pode ser observado no compartimento lateral, mas não é tão evidente como o estreitamento medial. A perda de cartilagem e a esclerose subcondral ocorrem mais no compartimento medial. A formação de osteófitos também é claramente evidente e os osteófitos são observados medial e anteriormente na tíbia proximal e no fémur distal, e posteriormente na tíbia e anteriormente nos pólos da rótula.

Desde há muito tempo que a radiografia tem sido a principal modalidade de imagem para avaliação da osteoartrite. No entanto, as suas limitações relativamente à gravidade da doença e aos resultados clínicos estão bem estabelecidas. Na melhor das hipóteses, o estreitamento do espaço articular determinado pela radiografia é uma medida indireta do estado da cartilagem articular, porque apenas uma pequena percentagem da superfície articular total é incluída na avaliação radiográfica. Como a articulação do joelho é uma estrutura tridimensional complexa e as radiografias são o seu composto bidimensional, as radiografias têm uma sensibilidade limitada para a observação de caraterísticas como osteófitos, esclerose subcondral e queimadura óssea. Por último, na osteoartrite do joelho, as anomalias determinadas pelas radiografias têm frequentemente uma correlação imperfeita com os sintomas clínicos.[3-6]

A osteoartrite do joelho é um processo degenerativo que envolve todo o órgão, uma vez que na expressão clínica da doença contribuem múltiplas anomalias articulares e periarticulares.[7] A perspetiva de visualização tomográfica, o contraste dos tecidos e a resolução espacial da ressonância magnética permitem visualizar as anomalias dos tecidos moles, da cartilagem e do osso, o que é necessário para a avaliação de todo o órgão do joelho. Por conseguinte, a RM desempenha um papel importante na deteção da osteoartrite precoce, o que é importante do ponto de vista clínico, uma vez que os agentes terapêuticos para modificar a osteoartrite precoce estão recentemente em foco.

Os primeiros relatórios referiam-se a pequenos estudos transversais que se centravam num número limitado de parâmetros definidos pela ressonância magnética na osteoartrite do joelho.[8-13] Em vários estudos longitudinais e transversais de maior dimensão, os investigadores avaliaram múltiplos parâmetros definidos de ressonância magnética com resultados encorajadores, embora as populações destes estudos incluíssem normalmente indivíduos mais velhos, que tinham osteoartrite do joelho relativamente avançada.[7,14-20] Na suspeita clínica de osteoartrite precoce do joelho, são necessários mais ensaios clínicos de RM com parâmetros adicionais para a estabelecer como modalidade de imagiologia primária.

Avaliação de todo o órgão na osteoartrite do joelho

Os determinantes estruturais da dor e da disfunção mecânica na osteoartrite do joelho não são claramente compreendidos, mas provavelmente incluem uma série de vias interactivas. Por conseguinte, a osteoartrite do joelho é considerada uma doença de falência orgânica. As radiografias detectam apenas alguns destes parâmetros (normalmente osteófitos e estreitamento do espaço articular) e fornecem apenas uma visão limitada do processo da doença. Para uma estimativa correta da integridade estrutural na osteoartrite do joelho, é necessária uma avaliação de todo o órgão, que inclui a cartilagem óssea, os tecidos moles e a sinóvia. A ressonância magnética é capaz de fornecer uma avaliação completa de todos os componentes da articulação do joelho, da sua integridade e do seu estado.

As múltiplas vias interactivas da doença na osteoartrite necessitam de uma avaliação de todo o órgão, o que pode ser proporcionado pela RM, uma vez que esta pode avaliar todos os componentes da articulação simultaneamente.

O Dr. Peterly, diretor médico e cofundador, foi o primeiro a desenvolver a pontuação da ressonância magnética de órgãos inteiros (WORMS) para o joelho.

O WORMS combina avaliações semiquantitativas de um total de 11 caraterísticas estruturais, incluindo edema da medula subarticular, cartilagem articular, desgaste ósseo em oito locais diferentes do joelho; os meniscos medial e lateral; osteófitos ao longo de dezasseis margens articulares; ligamentos colaterais medial e lateral; e os ligamentos cruzados anterior e posterior.[19]

VANTAGENS FUNDAMENTAIS DA RESSONÂNCIA MAGNÉTICA NA OSTEOARTROSE DO JOELHO

- Imagiologia multiplanar.

- Elimina a ampliação e a distorção morfológica.

- Elimina a sobreposição de estruturas sobrepostas, o que aumenta a sensibilidade para a deteção de erosões ósseas.

- Avaliação sem paralelo da articulação, permitindo a visualização direta dos meniscos, edema da medula, inflamação, cartilagem articular, tecido sinovial e derrame, ligamentos e tendões.

- Para além da morfologia, permite avaliar a composição (água, colagénio, proteoglicanos) e as caraterísticas fisiológicas (perfusão vascular).

- As imagens electrónicas permitem uma análise assistida por computador, uma recuperação e distribuição rápidas a vários leitores, um arquivo mais seguro e económico e facilitam a apresentação e a auditoria por parte das entidades reguladoras.

DESVANTAGENS

As desvantagens da ressonância magnética são

- Custo mais elevado em comparação com a radiografia.

- Demora relativamente muito tempo a adquirir.

- Perda de alguns pormenores ósseos.

PAPEL DA RESSONÂNCIA MAGNÉTICA NA OSTEOARTRITE DO JOELHO.

Na osteoartrite do joelho, a RMN é uma excelente modalidade de diagnóstico. A RM tem um contraste superior com os tecidos moles, o que lhe confere a capacidade de diagnosticar anomalias nos tecidos moles, na cartilagem articular e no osso cortical, diagnosticando assim alterações osteoartríticas numa fase precoce.

Ressonância magnética das alterações ósseas

As localizações dos osteófitos podem ser detectadas com precisão com a RM devido à sua vantagem multiplanar, enquanto nas radiografias, devido à sobreposição projectiva, estas localizações não podem ser avaliadas com precisão.

Edema da medula óssea

Uma das caraterísticas importantes da RM é a sua capacidade de detetar alterações semelhantes ao edema da medula óssea, que podem representar uma inflamação localizada, a pulsão de fluido articular através de rupturas na superfície articular ou alterações associadas a traumatismos (osteonecrose ou microfractura). No entanto, uma vez que o edema da medula óssea (BMI) pode progredir muito rapidamente (menos de 3 meses) e tem correlação com a dor, é de utilidade clínica.

Ressonância magnética da sinóvia

A RMN tem potencial para detetar e quantificar a sinovite. Na osteoartrite do joelho, a sinovite é uma apresentação frequente e pode variar ao longo do tempo. O volume do líquido sinovial, o espessamento sinovial e a taxa de realce após administração de gadolínio intravenoso são os marcadores quantitativos da sinovite.

Ressonância magnética dos ligamentos e meniscos

Há quase duas décadas que a RM é o método de eleição para a avaliação dos ligamentos cruzados, dos ligamentos colaterais e dos meniscos do joelho, com uma precisão considerável.

Imagem por ressonância magnética da cartilagem articular

A RM é única na sua utilidade para delinear a morfologia e a composição da cartilagem articular, particularmente em grandes articulações, como é o caso da articulação do joelho. Todas as superfícies articulares do joelho podem ser avaliadas com a RM, ao passo que, na radiografia convencional, apenas podem ser avaliadas as regiões que estão em contacto direto, como no caso da medição da largura do espaço articular com a radiografia.

Estas qualidades permitem que a RM detecte defeitos e afinamento da cartilagem nas regiões da articulação do joelho que não são visíveis com a radiografia. Num curto espaço de tempo, podem ser produzidas imagens de cartilagem de alta qualidade de uma forma altamente padronizada com a utilização de vários protocolos de RM. As imagens e os dados também podem ser transferidos para instalações superiores para uma análise centralizada com a utilização de um processamento de imagens especialmente concebido para o efeito. As alterações de espessura ou de volume podem ser quantificadas e avaliadas através de uma pontuação semi-quantitativa, podendo os defeitos morfológicos ser avaliados em diferentes regiões da cartilagem. Além disso, antes de surgirem os defeitos morfológicos, a RMN consegue detetar a degeneração precoce da matriz da cartilagem.

Os defeitos da cartilagem articular de grau moderado e elevado podem ser avaliados com precisão utilizando técnicas de RMN recentemente desenvolvidas, que permitem identificar os doentes que podem beneficiar de novas e melhores terapias de substituição da cartilagem (que incluem agentes condroprotectores, transplante de condrócitos, factores de estimulação do crescimento da cartilagem e técnicas melhoradas de transplante osteocondral).

O seguimento dos doentes durante e após o tratamento também pode ser potencialmente avaliado utilizando a RM. Para os doentes submetidos a artroscopia devido a outras lesões, é benéfico detetar defeitos da cartilagem articular, uma vez que a presença de lesões da cartilagem pode piorar o prognóstico e modificar as opções terapêuticas.

OBJECTIVOS E METAS

- Classificação radiográfica dos diferentes estádios da osteoartrite do joelho com base na escala de classificação de Kellgren-Lawrence.

- Avaliar a correlação dos achados de ressonância magnética da osteoartrite do joelho com os achados radiográficos e os sintomas clínicos.

REVISÃO DA LITERATURA

Embora as radiografias continuem a ser o meio habitual de avaliar as alterações osteoartríticas do joelho (através do estreitamento do espaço articular e da presença de osteófitos), a associação entre os achados osteoartríticos nas radiografias e as caraterísticas clínicas é fraca.[21]

Felizmente, uma nova modalidade de imagem, a ressonância magnética (RM), permite uma outra perspetiva das anomalias estruturais associadas à OA. A RM, com o seu excelente contraste de tecidos moles, é a melhor técnica não invasiva atualmente disponível para a avaliação de lesões da cartilagem e outros distúrbios internos do joelho.[22,23]

O impacto e as consequências da OA no envelhecimento da população do mundo industrializado estão a motivar as comunidades médica e farmacêutica a desenvolver medicamentos modificadores da doença para prevenir ou atrasar o desenvolvimento da incapacidade. É necessário identificar os marcadores da doença para prever e quantificar a progressão. A imagiologia por RM tem potencial neste processo de identificação de marcadores devido à sua capacidade de avaliar a patologia das articulações e de representar lesões que estão frequentemente associadas à OA.[22,23] Os possíveis marcadores na OA são a cartilagem, osteófitos, quistos, edema da medula óssea, derrame articular, sinovite e defeitos ligamentares e cartilagíneos. Os dados apresentados nesta tese são baseados num estudo de RM de 1,5 Tesla.

O primeiro objetivo desta tese é desenvolver "ferramentas" para facilitar a avaliação das caraterísticas das imagens de RM, a fim de associar estas caraterísticas às observações clínicas em doentes com OA. Uma dessas ferramentas é um sistema de pontuação de RM.

Em segundo lugar, como a correlação entre os achados radiográficos da osteoartrite e as caraterísticas clínicas é fraca, gostaríamos de responder às seguintes questões:

1.   As imagens de RM do joelho dizem-nos mais sobre a relação entre

Os achados estruturais osteoartríticos (defeitos da cartilagem, edema da medula óssea, etc.) e as caraterísticas clínicas da OA (dor e rigidez)?

2.   As caraterísticas das imagens de RM são específicas para a presença de OA ou específicas para as caraterísticas clínicas da OA?

3.   Além disso, a imagiologia por RM pode ser utilizada para detetar alterações nas fases iniciais da OA e, mais especificamente, mais cedo do que as radiografias?

4.   E se as alterações nas caraterísticas específicas de RM da OA se correlacionam com progressão da OA, expressa como progressão das caraterísticas clínicas (dor e rigidez).

J. H. Kellgren; et al 1957: Estudaram a avaliação radiológica da osteoartrose e utilizaram uma escala de classificação para a osteoartrose com base nos achados radiográficos.[24]

Bellamy N; et al 1988: No contexto de um ensaio paralelo controlado, aleatório e duplamente cego de 2 medicamentos anti-inflamatórios não esteróides, validaram o WOMAC, um instrumento multidimensional e auto-administrado sobre o estado de saúde de doentes com osteoartrite da anca ou do joelho. As subescalas de dor, rigidez e função física cumprem os critérios convencionais de validade facial, de conteúdo e de construção, fiabilidade, capacidade de resposta e eficiência relativa.

O WOMAC é um instrumento de alto desempenho concebido para uma doença específica, destinado à investigação avaliativa em ensaios clínicos de osteoartrite.[25]

Mangat G; et al 1995: estudaram o padrão da osteoartrite na Índia. O seu estudo salientou as diferenças no padrão de OA em comparação com a população caucasiana. Foram estudados 300 doentes com OA de uma ou mais articulações. Havia 250 do sexo feminino e 50 do sexo masculino. A idade média de início foi de 48,9 anos nas mulheres e de 54,7 anos nos homens e a duração média da doença foi de 5,43 anos nas mulheres e de 3,39 anos nos homens. 200 doentes tinham apenas doença do joelho e 90 tinham doença do joelho e de outras articulações. A doença da mão e da anca foi observada apenas em 8 e 2 doentes. Dos 290 doentes com doença do joelho, 180 tinham doença bilateral. As radiografias mostraram um estreitamento do espaço medial na maioria dos doentes. A doença bicompartimental foi observada em 60 e a tricompartimental em apenas 15 doentes. O IMC médio, calculado em 108 doentes, foi de 28,09 mais 4,43. Cerca de 41 doentes tinham uma história familiar positiva. As doenças associadas foram a hipertensão, a diabetes mellitus e a doença isquémica do coração. Os joelhos foram as articulações mais frequentemente afectadas. As doenças da anca e das mãos são extremamente raras nos doentes indianos.[26]

Fernandez-Madrid F; et al, em 1995, estudaram se as caraterísticas da RM representam uma inflamação sinovial crónica. Estudaram os joelhos de nove doentes na extremidade ligeira do espetro da OA de duração relativamente curta (89%: < ou = 4 anos), que foram selecionados porque a RM mostrou anomalias anatómicas compatíveis com espessamento sinovial. O joelho doloroso foi examinado através de radiografias convencionais e de apoio, RMN e artroscopia. As imagens de RM sugestivas de espessamento sinovial apareceram tipicamente na região intercondilar do joelho ou perto dela, na almofada de gordura infrapatelar ou na margem posterior da articulação. O local de uma biópsia artroscópica da membrana sinovial foi orientado pela RM para a área que se pensava representar o espessamento sinovial do joelho de cada doente. O exame patológico destas biópsias da membrana sinovial mostrou uma sinovite crónica ligeira e, por conseguinte, uma correspondência com o espessamento sinovial detectado pela RM. Observado como espessamento sinovial, em doentes com OA precoce do joelho.[27]

WP Chan; et al 1995 compararam a radiografia, a TC e a RM para avaliar a extensão e a gravidade da osteoartrite do joelho em 20 doentes. A radiografia incluiu projecções póstero-anteriores de suporte de peso, lateral verdadeiro e patelar ao nascer do sol. Os exames axiais de TC foram reformatados nos planos sagital e coronal. As imagens de RM consistiram em sequências spin-eco [600-800/20; 2000/60, 120 (TR/TE)] e gradiente-eco (600/30, theta = 30 graus)]. A gravidade das alterações osteoartríticas foi classificada de 0 a 3. A RM mostrou frequentemente perda de cartilagem tricompartimental quando a radiografia e a TC mostravam apenas envolvimento bicompartimental nos compartimentos medial e patelofemoral. No compartimento lateral, a RM mostrou uma maior prevalência de perda de cartilagem (60%) do que a radiografia (35%) e a TC (25%). No compartimento medial, a TC e a RM mostraram osteófitos em 100% dos joelhos, enquanto a radiografia mostrou osteófitos em apenas 60%.

De notar que a radiografia frequentemente não mostrava osteófitos no côndilo femoral medial posterior. Nas imagens de RM, foram encontradas degenerações ou roturas meniscais em todos os 20 joelhos estudados. Foram encontradas roturas parciais e completas do ligamento cruzado anterior em três e sete doentes, respetivamente. A RM é mais sensível do que a radiografia e a TC para avaliar a extensão e a gravidade das alterações osteoartríticas e mostra frequentemente doença tricompartimental em doentes nos quais a radiografia e a TC mostram apenas envolvimento bicompartimental. A RM é única na avaliação da doença meniscal e ligamentar relacionada com a osteoartrite.[28]

C. C. A. Nolte-Ernsting; et al julho de 1996 avaliaram o valor da RMN na deteção de anomalias degenerativas da medula óssea na osteoartrite animal em 10 cães com osteoartrite unilateral do joelho induzida experimentalmente, a RMN foi efectuada utilizando imagens bidimensionais spin-eco (2D-SE) e tridimensionais gradientecho (3D-GE). Foram também obtidas sequências 2D-SE ponderadas em T1 com contraste após injeção de gadolínio-DTPA. Os resultados foram comparados com os achados macroscópicos e histopatológicos e com a radiografia e concluíram que a RM fornece um método sensível para o diagnóstico de anomalias ósseas osteoartríticas, permitindo a sua diferenciação da maioria das lesões subarticulares não degenerativas.[29]

Catherine l. hill; et al 2001 realizaram um estudo para avaliar a associação de efusões, quistos poplíteos e espessamento sinovial com sintomas do joelho em pessoas idosas com e sem osteoartrite (OA) radiográfica (XR), utilizando imagens de ressonância magnética (MRI). A idade média dos indivíduos foi de 67,0 anos. Após o ajuste para a gravidade da OA radiográfica, houve uma diferença entre aqueles com e sem dor no joelho na prevalência de efusões moderadas ou maiores (p < 0,001) e espessamento sinovial, independente da efusão (p < 0,001), mas não na prevalência de cistos poplíteos. Além disso, no grupo Dor no joelho/OA, o espessamento sinovial foi associado à gravidade da dor no joelho. As efusões e os quistos poplíteos são comuns em pessoas de meia-idade e idosas. Depois de ajustados para o grau de OA radiográfica, os derrames moderados ou grandes e o espessamento sinovial foram mais frequentes nas pessoas com dor no joelho do que nas pessoas sem dor, sugerindo que estas caraterísticas estão associadas à dor da OA do joelho. Nas pessoas com sintomas no joelho, o espessamento sinovial está associado exclusivamente à gravidade da dor no joelho.[30]

Thomas R McCauley et al., em 2001, efectuaram um estudo para determinar a prevalência e a localização de osteófitos centrais em doentes encaminhados para imagiologia por RM do joelho e a relação dos osteófitos centrais com defeitos da cartilagem articular, osteófitos marginais, rupturas meniscais e rupturas do ligamento cruzado anterior, tal como observados na imagiologia por RM. Duzentos doentes consecutivos encaminhados para imagiologia por RM do joelho foram avaliados relativamente a osteófitos centrais, defeitos da cartilagem articular, osteófitos marginais, lesões meniscais e lesões do ligamento cruzado anterior. Foi utilizado um scanner de 1,5 T e as avaliações foram efectuadas por consenso de dois radiologistas musculoesqueléticos experientes. Os osteófitos centrais são comuns em pacientes encaminhados para exames de RM do joelho. Concluíram que, quando se observam osteófitos centrais no joelho, existe uma elevada probabilidade de um defeito da cartilagem articular associado, de espessura total ou quase total. Assim, 91% dos osteófitos centrais ocorreram em associação com defeitos da cartilagem articular classificados como de espessura total ou quase total, e nenhum osteófito central foi associado a uma aparência normal da cartilagem articular adjacente ou sobrejacente. Os doentes com osteófitos centrais apresentavam mais defeitos da cartilagem articular noutros locais do joelho do que os doentes com osteófitos marginais isolados e os doentes sem osteófitos centrais. Os doentes com osteófitos centrais apresentavam osteófitos marginais maiores do que os doentes com osteófitos marginais isolados. Os doentes com osteófitos centrais tinham maior probabilidade de ter uma rotura meniscal do que os doentes sem osteófitos centrais, mas não tinham maior probabilidade de ter uma rotura meniscal do que os doentes com osteófitos marginais isolados. Não se registou uma relação significativa entre osteófitos centrais e lesões do ligamento cruzado anterior.[31]

Thomas M. Link; et al 2002 realizaram um estudo para determinar se a dor no joelho, a rigidez e a função limitada em doentes com diferentes estádios de osteoartrite se correlacionam com o grau de doença avaliado em imagens de ressonância magnética (RM) e radiografias. As radiografias de 50 doentes com diferentes graus de osteoartrite do joelho foram avaliadas utilizando o índice de osteoartrite da Western Ontario and McMaster University (WOMAC) e a escala de Kellgren-Lawrence (KL). As imagens de RM foram obtidas e analisadas por dois leitores para detetar lesões da cartilagem, padrão de edema da medula óssea e lesões ligamentares e meniscais. Treze dos 16 joelhos com uma pontuação KL de 4 apresentaram lesões de cartilagem de espessura total e padrão de edema da medula óssea. Foram encontradas rupturas do ligamento cruzado em cinco de 12 joelhos com uma pontuação KL de 3 e em nove de 16 joelhos com uma pontuação KL de 4. Embora a pontuação KL se tenha correlacionado significativamente (P<.05) com o grau das lesões da cartilagem e tenha sido encontrada uma percentagem substancialmente mais elevada de lesões com pontuações KL mais elevadas nas imagens de RM, as correlações entre os achados de imagem de RM e a pontuação KL versus achados clínicos não foram significativas (P>.05). Foram encontradas diferenças significativas entre as pontuações WOMAC apenas para os graus de lesões da cartilagem (P<.05). As lesões da cartilagem, o padrão de edema da medula óssea e as lesões meniscais e ligamentares foram frequentemente demonstradas nas imagens de RM em doentes com osteoartrite avançada. Os achados clínicos não mostraram correlações significativas com a pontuação KL e a extensão dos achados nas imagens de RM.[15]

M. F. Sowers; et al 2003 efectuaram um estudo para avaliar se a presença de anomalias da medula óssea subcondral (edema da medula óssea (BME)) e de defeitos da cartilagem, determinados por ressonância magnética (MRI), explicaria a diferença entre a osteoartrite dolorosa do joelho (OAK) e a OAK indolor ou a dor sem OAK. Foram recrutados quatro grupos de mulheres (30 por grupo), com idades compreendidas entre os 35 e os 55 anos, da coorte de Osteoartrite do sudeste de Michigan (grupo 1: OAK dolorosa; grupo 2: OAK indolor; grupo 3: dor no joelho sem OAK; e grupo 4: sem OAK ou dor no joelho). O BME e os defeitos da cartilagem foram identificados através de ressonância magnética. As lesões de BME foram identificadas em 56% de todos os joelhos. A probabilidade de ocorrência de lesões de BME era quatro vezes (IC 95%=1,7, 8,7) superior no grupo com OAK indolor, em comparação com o grupo com dor, mas sem OAK. As lesões de BME >1 cm foram mais frequentes (OR=5,0; IC 95%=1,4, 10,5) no grupo com TOC doloroso do que em todos os outros grupos. Embora a frequência de lesões de BME fosse semelhante nos grupos de OAK indolor e OAK doloroso, havia mais lesões >1 cm no grupo de OAK doloroso. Cerca de 75% de todos os joelhos apresentavam evidência de algum defeito na cartilagem, dos quais 35% eram defeitos de espessura total. Os defeitos da cartilagem de espessura total ocorreram com frequência na OAK dolorosa. Um terço dos joelhos com defeitos de espessura total e 47% dos joelhos com defeitos de cartilagem que envolviam osso tinham BME >1 cm. As mulheres com OA radiográfica, defeitos da cartilagem articular de espessura total e defeitos do osso cortical subcondral adjacente tinham uma probabilidade significativamente maior de ter OAK dolorosa do que os outros grupos (OR=3,2; IC 95%=1,3, 7,6). O achado na RM de BME subcondral não pode explicar satisfatoriamente a presença ou ausência de dor no joelho. No entanto, as mulheres com BME e defeitos de cartilagem articular de espessura total acompanhados de defeitos ósseos corticais subcondrais adjacentes tinham uma probabilidade significativamente maior de ter OAK dolorosa do que OAK indolor.[32]

David T. Felson; et al 2003 efectuaram um estudo para determinar se as lesões de edema no osso subarticular em doentes com osteoartrite do joelho identificam joelhos com elevado risco de progressão radiográfica e se estas lesões estão associadas ao mau alinhamento dos membros. Durante o seguimento aos 15 e 30 meses, os doentes foram submetidos a radiografias repetidas; aos 15 meses, foram obtidos filmes de membros longos para avaliar o alinhamento mecânico. A progressão foi definida como um aumento durante o seguimento do estreitamento do espaço articular medial ou lateral, com base numa classificação semi-quantitativa. Foram utilizadas equações de estimativa generalizadas para avaliar a relação entre as lesões de edema da medula óssea medial e a progressão medial e as lesões laterais e a progressão lateral, antes e depois do ajustamento para o alinhamento do membro. As lesões mediais da medula óssea foram observadas maioritariamente em doentes com membros em varo, e as lesões laterais foram observadas maioritariamente em doentes com membros em valgo e concluíram que o edema da medula óssea é um potente fator de risco para a deterioração estrutural na osteoartrose do joelho, e a sua relação com a progressão é explicada em parte pela sua associação com o alinhamento do membro.[18]

Theofilos Karachaliosa; **et al 2004** estudaram imagens de RM com uma idade média de 59 anos. (intervalo, 40-71 anos) que tinham dor crónica no joelho, diagnóstico clínico de osteoartrite precoce do joelho e radiografias convencionais do joelho classificadas como 1 e 2 na escala de Kellgren Lawrence. Foi encontrada uma grande variedade de patologias: lesões meniscais degenerativas com ou sem rupturas do ligamento cruzado anterior em 70,7% dos joelhos, osteonecrose dos côndilos femorais e tibiais em 9,75%, osteófitos e lesões degenerativas da cartilagem articular em 8.54%, osteoporose transitória em 2,44% e neoplasias benignas e quistos em 6,1%. e concluíram que a existência de um grupo tão heterogéneo de patologias nestes "joelhos osteoartríticos precoces" pode explicar falhas no tratamento e justificar uma abordagem imagiológica moderna por RM para um diagnóstico correto.[33]

Petrify CG; **et al** 2004 descrevem um método de pontuação semi-quantitativo para a avaliação de múltiplos elementos e de órgãos inteiros do joelho na osteoartrite (OA) com base nos resultados da ressonância magnética (RM). Para determinar a concordância inter-observador deste método de pontuação e para examinar as associações entre as caraterísticas incluídas no método de pontuação. Dezanove joelhos de 19 doentes com OA do joelho foram submetidos a imagens de RM utilizando sequências de impulsos convencionais e um sistema clínico de RM de 1,5 T. As imagens foram analisadas independentemente por dois radiologistas músculo-esqueléticos utilizando um método de pontuação de RM de órgão inteiro (WORMS) que incorporava 14 caraterísticas: integridade da cartilagem articular, anormalidade da medula óssea subarticular, quistos subarticulares, atrito ósseo subarticular, osteófitos marginais, integridade meniscal medial e lateral, integridade dos ligamentos cruzados anterior e posterior, integridade dos ligamentos colaterais medial e lateral, sinovite/effusão, corpos soltos intra-articulares e quistos/bursite periarticulares. Os coeficientes de correlação intraclasse (CCI) foram determinados para cada caraterística como uma medida da concordância entre observadores. As associações entre as pontuações das diferentes caraterísticas foram expressas como Spearman Rho. Todos os joelhos apresentaram anomalias estruturais na RM. A perda de cartilagem e os osteófitos foram as caraterísticas mais prevalentes (98% e 92%, respetivamente). Uma das caraterísticas menos comuns foi a anomalia ligamentar (8%). A concordância inter-observador para as pontuações do WORMS foi elevada (a maioria dos valores ICC foram >0,80). As caraterísticas individuais mostraram fortes interassociações. O método WORMS descrito neste relatório fornece uma avaliação do joelho em AC com múltiplas caraterísticas e de todo o órgão, utilizando imagens de RM convencionais, e mostra uma elevada concordância inter-observadores entre leitores treinados. Este método pode ser útil em estudos epidemiológicos e ensaios clínicos de OA.[19]

Timothy C. Dunn; et al, em 2004, avaliaram as diferenças nos valores T2 na cartilagem femoral e tibial em imagens de ressonância magnética (RM) em doentes com vários graus de osteoartrite (OA), em comparação com indivíduos saudáveis, e desenvolveram um método de mapeamento e visualização baseado no cálculo de pontuações z T2 para classificação visual e avaliação da heterogeneidade da cartilagem em doentes com OA. A cartilagem do joelho foi avaliada em 55 indivíduos que foram classificados com radiografia como saudáveis ou como tendo OA ligeira ou OA grave. As regiões da cartilagem foram determinadas com a segmentação manual de uma imagem de RM adquirida com gradientes estragados e supressão de gordura. A segmentação foi aplicada a um mapa do tempo de relaxamento T2 e foi analisada em quatro compartimentos da cartilagem do joelho (isto é, a tíbia medial e lateral e o fémur). As diferenças entre os valores T2 dos compartimentos da cartilagem e os grupos de indivíduos foram analisadas com análise de covariância. Foram examinadas as correlações entre os valores T2 da cartilagem e os sintomas clinicamente relatados, bem como a espessura e o volume da cartilagem. Os valores T2 da cartilagem foram convertidos em escores z por voxel com base nos valores da população normal no mesmo compartimento da cartilagem para melhor interpretar a heterogeneidade da cartilagem e a variação em relação ao normal. Os indivíduos saudáveis apresentaram valores médios de T2 de 32,1-35,0 mseg, enquanto os doentes com OA ligeira e grave apresentaram valores médios de T2 de 34 4-41 0 mseg. Todos os compartimentos da cartilagem, exceto a tíbia lateral, apresentaram aumentos significativos (P<.05) no tempo de relaxamento T2 entre joelhos saudáveis e doentes; no entanto, não foi encontrada qualquer diferença significativa entre doentes com OA ligeira e grave. A correlação dos valores T2 com os sintomas clínicos e a morfologia da cartilagem foi encontrada predominantemente nos compartimentos mediais e concluiu-se que os valores T2 da cartilagem femoral e tibial medial aumentam com a gravidade da OA.[34]

Curtis W. Hayes; et al, 2005 realizaram um estudo sobre Osteoartrite do joelho: Comparação dos resultados de imagiologia por RM com medidas de gravidade radiográfica e dor em mulheres de meia-idade. Foram efectuadas imagens de RM do joelho em 117 mulheres (idade média, 46 anos; variação, 32-56 anos) de um estudo comunitário sobre artrite (n = 1053) com 30 mulheres em cada uma das quatro categorias: (a) sem dor e sem OA do joelho, (b) sem dor e OA do joelho, (c) dor e sem OA do joelho, e (d) dor e OA do joelho. A OA do joelho foi definida a partir de radiografias. Duzentos e trinta e dois joelhos elegíveis tinham pontuações de Kellgren-Lawrence para OA do joelho da seguinte forma: grau 0, 115 (49,6%); grau 1, 33 (14,2%); grau 2, 66 (28,4%); grau 3, 17 (7,3%); e grau 4, um (0,4%). As imagens de RM foram avaliadas quanto à localização e gravidade dos defeitos da cartilagem, edema da medula óssea (EMO), osteófitos, quistos subcondrais, esclerose, rupturas meniscais e/ou ligamentares, derrame articular, quistos sinoviais e sinovite. Os resultados das imagens de RM foram comparados com a gravidade radiográfica da OA do joelho (escala de Kellgren-Lawrence) e com a dor auto-relatada através de análises de variância, testes t e tabelas de contingência. Foram encontrados defeitos da cartilagem (superiores a grau IIA) em 75% dos joelhos; a BME foi encontrada em 57% dos joelhos (<1 cm, 41%; >1 cm, 16%). As lesões grandes de BME foram comuns no grupo com dor e OA do joelho (P=.001); este grupo foi significativamente mais propenso a ter defeitos de cartilagem (P=.001); roturas meniscais (**P**=.001); e osteófitos, quistos subcondrais, esclerose, derrame articular e sinovite (P<.001). Defeitos de cartilagem, osteófitos, esclerose, rupturas meniscais ou ligamentares, derrame articular e sinovite foram fortemente relacionados com o aumento do grau de Kellgren-Lawrence (P<.001).[35]

Arun J.; Ramappa J.; Steadman R. et al; 2006 correlacionaram os achados artroscópicos de joelhos com OA grave com a sua pontuação Kellgren-Lawrence Knee. A OA foi classificada de acordo com a escala K-L em 89 joelhos apresentados para tratamento artroscópico da OA do joelho. O grupo de estudo era constituído por 55 homens e 34 mulheres com uma idade média de 55 anos (entre 37 e 88 anos). Cada radiografia foi examinada por dois cirurgiões ortopédicos e os dados artroscópicos foram recolhidos prospectivamente. Verificaram que mais homens apresentavam K-L de Grau 4 (p=0,001); os joelhos com K-L de Grau 4 tinham maior probabilidade de apresentar lesões tibiais/femorais de Grau III ou IV de outerbridge em 3 ou 4 superfícies (p=0,001); os joelhos com K-L de Grau 4 apresentavam significativamente mais lesões tibiais/femorais ipsilaterais (p=0.0001); e, finalmente, os joelhos de Grau 4 K-L tinham maior probabilidade de conter patologia do menisco (p=0,032). Concluíram que as pontuações de Grau 4 de Kellgren-Lawrence se correlacionavam com degeneração condral e patologia do menisco mais graves e que a escala de Kellgren-Lawrence pode diferenciar entre osteoartrite moderada e grave.[36]

Peter R Kornaat et al., em 2006, estudaram a associação entre as caraterísticas clínicas e as anomalias estruturais encontradas nas imagens de ressonância magnética (RM) dos joelhos, avaliadas prospectivamente por doentes com osteoartrite (OA). Não foi encontrada associação entre nenhum dos defeitos da cartilagem e dor ou rigidez. A presença de osteófitos em todo o joelho não se associou a nenhuma das duas caraterísticas clínicas de dor e rigidez. No entanto, a presença de um osteófito no compartimento patelofemoral foi associada apenas à dor. Não foi encontrada qualquer associação entre o grau de um osteófito e a dor ou a rigidez do joelho. O número de osteófitos (qualquer grau), no entanto, associou-se à dor quando havia mais de quatro osteófitos em todo o joelho. Foi encontrada uma associação entre osteófitos centrais e rigidez no joelho, no entanto, o valor de p não atingiu significância. Não foi encontrada associação entre osteófitos centrais e dor no joelho. O edema da medula óssea não foi associado a dor ou rigidez. Da mesma forma, não foi encontrada qualquer associação entre defeitos meniscais e dor ou rigidez e, em particular, não foi encontrada qualquer associação entre lesões dos meniscos medial e lateral e dor no joelho. Foi encontrada uma associação entre derrame moderado e maciço (graus 2 e 3) e dor no joelho, e entre derrame moderado a grave (graus 2 e 3) e rigidez. A presença de quistos de Baker não se associou aos achados clínicos. Também não foi encontrada uma associação entre quistos de Baker graves e dor e rigidez. Os odds ratios e os intervalos de confiança não se alteraram essencialmente quando ajustados para o efeito intrafamiliar e para os factores de risco mais importantes da OA: idade, sexo e IMC.[37]

R Duncan et al; em 2007, efectuaram um estudo de base populacional com 819 adultos com idade superior a 50 anos com dores no joelho. A gravidade da dor no joelho, a rigidez e a incapacidade foram medidas utilizando uma escala validada [a Western Ontario and McMaster Universities (WOMAC) Score] e a persistência da dor foi registada. A gravidade global foi medida pela escala de dor crónica graduada. Foram obtidas três vistas radiográficas dos joelhos: metatarsofalângica anterior, supina e supina lateral. A osteoartrite radiográfica foi mais comum nas pessoas com uma história mais longa e sintomas mais persistentes. Verificou-se uma forte tendência para a osteoartrite radiográfica estar mais fortemente associada a pontuações WOMAC mais elevadas para a gravidade da dor, rigidez e incapacidade [rácio de probabilidades ajustado (intervalo de confiança de 95% (C1)] para a categoria WOMAC mais elevada versus a mais baixa: 3,7 (2,0 a 6,7), 3,0 (2,0 a 4,6) e 2,8 (1,6 a 5,0), respetivamente. Os itens individuais do WOMAC para dor e incapacidade relativos à mobilidade com suporte de peso foram os mais fortemente associados à osteoartrite radiográfica. Combinação da persistência da dor e da gravidade global. A persistência de dor intensa foi associada a um aumento significativo na ocorrência de osteoartrite radiográfica [2,6 (IC 95% 1,5 a 4,7)]. Foi encontrada uma associação consistente entre a gravidade da dor, a rigidez e a função física e a presença de osteoartrite radiográfica. Este estudo realça a potencial contribuição da doença articular subjacente para o grau de dor e incapacidade.[38]

Hao Wu et al., em 2007, efectuaram um estudo. Avaliar, com um sistema de ressonância magnética periférica (pMRI), a prevalência de anomalias ósseas e dos tecidos moles nas articulações do joelho de indivíduos normais, doentes com osteoartrite (OA) e indivíduos que sofreram uma rutura do ligamento cruzado anterior (LCA); e comparar a prevalência entre grupos. Foram adquiridas imagens de ressonância magnética (RM) de 28 joelhos saudáveis, 32 joelhos com OA e 26 joelhos com rutura do LCA num sistema pMRI de 1,0T. Dois radiologistas classificaram a presença e a gravidade de 9 caraterísticas das imagens de RM: degeneração da cartilagem, osteófitos, quisto subcondral, edema da medula óssea, anomalia meniscal, integridade ligamentar, corpos soltos, quistos poplíteos e derrame articular. Os resultados sugerem que os joelhos que sofreram lesões do LCA têm caraterísticas semelhantes às da OA; a maioria dos indivíduos (19 de 26, 73,1%) pôde ser identificada como estando na fase inicial da OA. As anomalias mais proeminentes presentes nos joelhos danificados pelo LCA são os defeitos da cartilagem, os osteófitos e as anomalias meniscais.[39]

Peter R. Kornaat et al; em 2007, avaliaram prospectivamente as alterações das lesões da BME ao longo de 2 anos e a sua relação com as caraterísticas clínicas. Foram obtidas imagens de ressonância magnética (RM) do joelho de 182 doentes (20% homens; com idades compreendidas entre os 43 e os 76 anos; idade média de 59 anos) a quem tinha sido diagnosticada AC sintomática familiar em múltiplos locais das articulações. As imagens de RM foram efectuadas no início e aos 2 anos de seguimento. As lesões de BME em 2 anos foram associadas a caraterísticas clínicas avaliadas pelas pontuações Western Ontario e McMaster Universities Osteoarthritis (WOMAC). As lesões de BME flutuaram na maioria dos doentes com AC ao longo de um período de 2 anos. As lesões de BME foram definidas como uma área mal definida de intensidade de sinal aumentada em imagens ponderadas em T2 no osso subcondral, que se estende para longe da superfície articular ao longo de uma variável As lesões foram classificadas da seguinte forma: grau 0, ausente; grau 1, mínimo (diâmetro <5 mm); grau 2, moderado (diâmetro 5 mm-20 mm); grau 3, grave (diâmetro >20 mm). A pontuação total do BME do joelho foi calculada pela soma de todos os graus de cada lesão de BME no joelho. A pontuação máxima possível para o joelho foi de 27. Os quistos subcondrais foram definidos como focos bem definidos de elevada intensidade de sinal, com margens de baixa intensidade de sinal, em imagens ponderadas em T2, no osso subjacente à cartilagem articular. A sua maior dimensão foi medida e foram classificados da seguinte forma: grau 0, ausente; grau 1, mínimo (<3 mm); grau 2, moderado (3-5 mm); grau 3, grave (>5 mm). Foi calculada uma pontuação total do joelho através da soma de todos os graus de cada lesão quística no joelho. A pontuação máxima possível para o joelho foi de 27. A constatação de que as lesões de BME flutuam em 66% dos doentes indica que o BME faz parte de um processo dinâmico na OA. O BME não é um achado constante, ao contrário da perda de cartilagem hialina. A segunda conclusão foi que, quando as lesões quísticas e as lesões de EMB estão muito próximas, a direção em que se alteram é idêntica. A terceira conclusão mostrou que as alterações nas lesões da BME não se correlacionavam com a gravidade das pontuações WOMAC. Os doentes em que o BME aumentou não apresentaram uma pontuação WOMAC mais elevada do que os doentes com uma diminuição do tamanho do BME. Mesmo quando a BME desapareceu completamente, não foram registadas pontuações WOMAC mais baixas. Concluíram que as lesões de BME são um parâmetro variável quando seguidas ao longo do tempo em doentes com OA do joelho e não são preditivas de dor.[40]

Leonid Kalichman; et al, em 2007, avaliaram a associação entre o alinhamento patelar na RM e as manifestações radiográficas do alinhamento patelar da OA do joelho em dois planos: sagital e transversal (axial). No plano sagital, mediram o rácio do comprimento da patela (PLR) pelo método de Insall e Salvati. No plano transversal (axial), foram medidos dois grupos de índices: primeiro, o índice que descreve a profundidade troclear, nomeadamente SA e, segundo, os índices que descrevem a posição patelar, nomeadamente LPTA e B0. A PLR mostrou uma associação estatisticamente significativa com as caraterísticas radiográficas individuais, nomeadamente osteófitos e estreitamento do espaço articular da OA da PF no compartimento lateral. A SA mostrou uma associação estatisticamente significativa com o estreitamento do espaço articular medial e a osteofitose patelar lateral e medial. A LPTA mostrou uma associação estatisticamente significativa com o estreitamento do espaço articular e a osteofitose do compartimento lateral do AP. O intervalo mais baixo (quartil de referência) de

Os valores de LPTA entre -25 e 13° foram associados ao maior estreitamento lateral do espaço articular BO mostrou associações estatisticamente significativas com o estreitamento lateral e medial do espaço articular e com a osteofitose lateral do AP Os resultados do seu estudo sugerem que os índices de alinhamento da patela podem ser medidos facilmente numa RM padrão do joelho. Foram encontradas associações estatisticamente significativas entre os índices de alinhamento patelar e as caraterísticas da OA do AP, como a osteofitose e o estreitamento do espaço articular.[41]

S Amin et al; em 2008, realizaram um estudo para determinar se uma rutura completa do ligamento cruzado anterior (LCA), um achado incidental frequente em imagens de ressonância magnética (RM) de indivíduos com osteoartrite (OA) do joelho estabelecida, aumenta o risco de progressão da OA do joelho. Foram examinados 265 participantes (43% mulheres) com OA sintomática do joelho num estudo prospetivo de 30 meses sobre a história natural da OA do joelho. O joelho mais sintomático foi submetido a imagens de ressonância magnética no início do estudo, aos 15 e aos 30 meses. A cartilagem foi classificada na articulação tibiofemoral medial e lateral e na articulação patelo-femoral utilizando o método semi-quantitativo Whole-Organ MRI Score (WORMS). A rutura completa do LCA foi determinada na RM de base. Em cada visita, a dor no joelho foi avaliada utilizando uma escala visual analógica específica do joelho e a função física foi avaliada utilizando a subescala de função física da Western Ontario and McMaster Universities (WOMAC). Concluíram que a rotura completa do LCA aumentava o risco de perda de cartilagem no compartimento tibiofemoral medial [odds ratio (OR): 1,8, intervalo de confiança (IC) de 95%: 1,1, 3,2]. No entanto, após o ajuste para a presença de rupturas meniscais mediais, não se registou qualquer aumento do risco de perda de cartilagem (OR: 1,1, IC de 95%: 0,6, 1,8). A dor no joelho e a função física foram semelhantes durante o seguimento entre os indivíduos com e sem uma rotura completa do LCA. Os autores concluíram que os indivíduos com OA do joelho e rotura completa do LCA têm um risco acrescido de perda de cartilagem que parece ser mediada por patologia meniscal concomitante. A presença de uma rotura completa do LCA não influenciou o nível de dor no joelho ou a função física no seguimento a curto prazo.[42]

D J Hunter et al., em 2008, realizaram um estudo para avaliar a fiabilidade de um novo sistema de pontuação de RM para avaliar a OA do joelho e explorar a validade do componente de pontuação da lesão da medula óssea (LMO) desta nova ferramenta. Foram estabelecidas divisões anatómicas preliminares, itens (necessariamente abrangentes) e escalas para uma nova pontuação semi-quantitativa do joelho. Foi realizada uma série de exercícios iterativos de fiabilidade para reduzir os itens iniciais e foi examinada a fiabilidade do Boston-Leeds Osteoarthritis Knee Score (BLOKS) resultante. Uma outra amostra foi submetida à avaliação do BLOKS e do WORMS (Whole Organ MRI Score) para avaliar a validade de construção (relação com a dor no joelho) e a validade longitudinal (previsão da perda de cartilagem) de cada método de pontuação. O método de pontuação BLOKS avalia nove regiões intra-articulares e contém oito itens, incluindo caraterísticas de lesões da medula óssea, cartilagem, osteófitos, sinovite, efusões e ligamentos. A escala para cada caraterística varia de 0-3. A fiabilidade entre leitores para os itens finais do BLOKS variou entre 0,51 para a extrusão meniscal e 0,79 para a rotura meniscal. A fiabilidade para outras caraterísticas-chave foi de 0,72 para o grau da LMB, 0,72 para a morfologia da cartilagem e 0,62 para a sinovite. O tamanho máximo da LMB na escala BLOKS teve uma relação linear positiva com a dor na escala visual analógica (VAS), mas o mesmo não aconteceu com a escala WORMS. A LME basal foi associada à perda de cartilagem tanto na escala BLOKS como na escala WORMS. Esta associação foi mais forte na escala BLOKS do que na WORMS.[43]

Von Engelhardt L; et al, em 2010, estudaram o valor diagnóstico da RM na prática clínica e, de acordo com os seus resultados, a utilização da RM para uma classificação precisa da cartilagem na osteoartrite é limitada. Mesmo que o benefício prático da RMN no diagnóstico pré-tratamento seja inequívoco, uma artroscopia de diagnóstico é de grande valor quando a classificação da cartilagem é crucial para uma decisão definitiva relativamente às opções terapêuticas em doentes com osteoartrite.[44]

A Bilgici et al., em 2010, realizaram um estudo para avaliar a relação entre a gravidade da dor e as caraterísticas da ressonância magnética em doentes com osteoartrite do joelho e concluíram que a gravidade da efusão sinovial na RM estava associada a um aumento da dor e da incapacidade na OA do joelho. A RM permite a visualização precisa das estruturas articulares, como a cartilagem, o osso, a sinóvia, os ligamentos e os meniscos, de modo a que a articulação possa ser examinada como um órgão completo.[45]

David J Hunter; et al, em 2011, realizaram um estudo para a evolução da avaliação semiquantitativa de toda a articulação da OA do joelho: MOAKS (MRI Osteoarthritis Knee Score) e o resultado foi o seguinte Com exceção da fiabilidade interavaliadores para a área da cartilagem tibial (kappa=0,36) e osteófitos tibiais (kappa=0,49); e da fiabilidade intraavaliadores para o número de lesões da LMF tibial (kappa=0,54), Hoffa-sinovite (kappa=0,42), todas as medidas de fiabilidade utilizando a estatística kappa foram muito boas (0,610,8) ou atingiram uma concordância quase perfeita (0,81-1,0). Apenas a fiabilidade intra-avaliadores para a sinovite de Hoffa e a fiabilidade interavaliadores para os osteófitos tibiais e patelares apresentaram uma percentagem de concordância global < 75%. E concluiu que a pontuação MOAKS mostrou uma fiabilidade muito boa a excelente para a grande maioria das caraterísticas avaliadas. O desenvolvimento e a investigação iterativos futuros incluiriam a avaliação da sua validação e da sua capacidade de resposta.[46]

Hillary J. Braun; et al, em 2012, estudaram o diagnóstico da osteoartrite: imagiologia e conclusões Porque a OA é uma doença complexa de toda a articulação, é importante avaliar todas as estruturas intra-articulares para compreender melhor a patogénese e a progressão da doença. O ideal seria que uma modalidade de imagem permitisse uma avaliação

e a representação específica de todos os componentes da articulação sem a utilização de contraste intravenoso ou radiação ionizante e com pouca dependência do operador da máquina. Atualmente, a RM não CE permite a visualização de múltiplas estruturas articulares. No entanto, em alguns tecidos, podem ser necessárias modalidades de imagiologia suplementares para melhorar a representação, especialmente na sinóvia e na ausência de defeitos da cartilagem articular de espessura total. Atualmente, uma combinação de técnicas de imagiologia fornece a avaliação mais abrangente da articulação com OA.[47]

1. **Gudbergsen et al., em 2013,** realizaram um estudo para avaliar as correlações entre as avaliações radiográficas e as caraterísticas de RM da osteoartrite do joelho e concluíram que estão presentes danos patológicos extensos mesmo em KOA radiográfica ligeira e que as classificações BLOKS e as pontuações KL aumentam em conjunto. As análises das pontuações KL específicas dos compartimentos revelaram diferenças na sua relação com as variáveis de RM avaliadas. O nosso estudo mostra a segregação das classificações de RM relativamente à localização e ao nível das

pontuações radiográficas, revela uma elevada interdependência das estruturas avaliadas por RM e descreve alguma redundância de variáveis BLOKS específicas.[48]

23

MATERIAL E MÉTODOS

O nosso estudo foi realizado entre janeiro de 2014 e julho de 2016 num hospital de investigação de cuidados terciários.

Todos os doentes com queixas de dor nas articulações do joelho, movimentos limitados e rigidez na articulação do joelho e diagnosticados como osteoartrite do joelho nas radiografias foram encaminhados para o departamento de radiodiagnóstico e imagiologia para a realização de RMN para uma avaliação mais aprofundada, a partir do departamento de Ortopedia.

O objetivo do nosso estudo foi avaliar os achados de ressonância magnética da osteoartrite do joelho em vários estádios e avaliar se a dor articular, a limitação funcional e a rigidez se correlacionam com os achados de ressonância magnética e os achados radiográficos.

CRITÉRIOS DE INCLUSÃO E CRITÉRIOS DE EXCLUSÃO

Critérios de inclusão

Todos os doentes foram encaminhados para o departamento de radiodiagnóstico e imagiologia para realização de radiografia e RMN por dor/rigidez/limitação de movimentos do joelho. Os doentes com osteoartrite do joelho foram diagnosticados segundo os critérios clínico-radiológicos da Associação Americana de Reumatismo, que são os seguintes

2. Osteofitose

3. Dor no joelho

4. Idade > 40 anos

5. Rigidez articular <30 minutos

6. Crepitação

A presença de 1, 2 e um dos 3, 4 ou 5 é necessária para o diagnóstico de osteoartrite do joelho.

Critérios de exclusão

Doente com pelo menos uma contraindicação

1. Paciente claustrofóbico ou não cooperativo

2. Doentes com inflamação evidente das articulações.

3. Joelho operado ou articulação do joelho pós-traumática.

4. Doentes com patologia da articulação da anca ipsilateral.

5. Doentes com depressão.

6.   Doentes com neuropatia periférica ou fibromialgia.

7.   Úlcera / ferida à volta da articulação do joelho.

8.   Doentes com implantes de RM não compatíveis.

AMOSTRAGEM

Cento e vinte e oito doentes foram incluídos no grupo de estudo. Em todos os doentes foram efectuadas radiografias (ântero-posterior) em posição de extensão e de suporte de peso. O estadiamento da osteoartrite do joelho foi efectuado utilizando o sistema de pontuação de Kellgren-Lourenço e, em seguida, realizámos uma ressonância magnética do joelho. Todos estes doentes foram depois entrevistados sobre os seus sintomas clínicos e a osteoartrite do joelho foi classificada pela escala WOMAC.

OS PACIENTES COM DOR NO JOELHO FORAM AVALIADOS DE ACORDO COM AS SEGUINTES RUBRICAS

- Nome do doente

- Idade do doente

- Índice de massa corporal

- História clínica

- Os doentes foram entrevistados relativamente à quantidade de dor e rigidez no joelho que sentiam e, para responder às perguntas, foi utilizada uma escala que incluía cinco pontos (nenhuma dor, ligeira, moderada, grave e extrema).

- As pontuações WOMAC foram avaliadas com base nas suas respostas. As pontuações variavam entre zero e 96.

ÍNDICE DE OSTEOARTRITES DA WOMAC (WESTERN ONTARIO AND MCMASTER UNIVERSITIES) Descrição geral:

O índice WOMAC (Western Ontario and McMaster Universities) é utilizado para avaliar os doentes com osteoartrite da anca ou do joelho através de 24 parâmetros. Pode ser utilizado para monitorizar a evolução da doença ou para determinar a eficácia dos medicamentos.

Dor:

(1)   Andar a pé

(2)   Subir escadas

(3)   Noturno

(4)   Descanso

(5)   Suporte de peso

Rigidez:

(1)   Rigidez matinal

(2)   Rigidez ao fim do dia

Função física:

(1)   Descida de escadas

(2)   Subir escadas

(3)   Levantar-se da cadeira

(4)   De pé

(5)   Inclinar-se para o chão

(6)   Andar em terreno plano

(7)   Entrar ou sair do automóvel

(8)   Ir às compras

(9)   Calçar meias

(10)   Levantar-se da cama

(11)   Sentar-se no banho

(12)   Deitado na cama

(13)   Sentado

(14)   Tirar as meias

(15)   Subir ou descer da sanita

(16)   Tarefas domésticas pesadas

(17)   Tarefas domésticas ligeiras

Enquanto o índice estava a ser desenvolvido, foram também incluídos o desempenho das funções sociais e o estado da função emocional. Estes não foram incluídos no instrumento final.

Função social:

(1)   Atividade de lazer

(2) Eventos comunitários

(3) Frequência da Igreja/Templo

(4) Com o cônjuge

(5) Com a família

(6) Com amigos

(7) Com outros

Função emocional:

(1) Ansiedade

(2) Irritabilidade

(3) Frustração

(4) Depressão

(5) Relaxamento

(6) Insónia

(7) Tédio

(8) Solidão

(9) Stress

(10) Bem-estar

Pontuação e interpretação

Pontos de   **resposta**

Nenhum0

Ligeiro1

Moderado2

Grave3

Extreme4

Em alternativa, pode ser utilizada uma escala visual analógica (EVA) que varia de 0 a 10.

Pontuação = SOMA (pontos para itens relevantes)

Pontuação média = (pontuação total)/(número de itens)

Interpretação:

- Pontuação total mínima: 0

- Pontuação total máxima: 96

- Subescore mínimo de dor: 0

- Subescore máximo de dor: 20

- Subpontuação de rigidez mínima   : 0

- Sub-pontuação de rigidez máxima   : 8

- Pontuação mínima   da função física   :   0

- Subescore de função física máxima   : 68 "(Bellamy N; et al 1988)25

RESULTADOS RADIOGRÁFICOS E PONTUAÇÃO KL

Avaliação radiográfica

Em todos os doentes, foram efectuadas radiografias do joelho (ântero-posterior) em posição de extensão e de suporte de peso, utilizando uma técnica radiográfica padrão. Em seguida, todas as radiografias foram classificadas com base no sistema de classificação de Kellgren-Lawrence.

"Esta pontuação de Kellgren-Lawrence baseia-se na formação de osteófitos, no estreitamento do espaço articular, na esclerose e nas caraterísticas de deformidade da articulação, de acordo com a escala de cinco níveis definida da seguinte forma: grau 0, normal; grau 1, osteoartrite duvidosa; grau 2, osteoartrite mínima; grau 3, osteoartrite moderada; ou grau 4, osteoartrite grave. As vistas anteroposteriores caracterizam a osteoartrite do joelho nos compartimentos femorotibiais medial e lateral, com exclusão do compartimento patelofemoral.

ESCALA DE CLASSIFICAÇÃO DE KELLGREN-LAWRENCE

Grau 0	É normal
Grau 1	O estreitamento do espaço articular é duvidoso, a formação de osteófitos é possível mas não definitiva.
Grau 2	O estreitamento do espaço articular e a presença de osteófitos são definitivos.
Grau 3	O espaço articular está definitivamente reduzido, com osteófitos múltiplos moderados, alguma esclerose e possível deformidade do contorno ósseo.
Grau 4	O estreitamento do espaço articular é acentuado, os osteófitos são grandes, a esclerose é grave e a deformidade do contorno ósseo é defmite." (Kellgren JH; et al 1957)24

RESULTADOS DA RESSONÂNCIA MAGNÉTICA

Realizámos RM do joelho num aparelho de RM Magnetom Siemens de 1,5T, utilizando bobinas de superfície para melhor perceção do sinal. As imobilizações dos pacientes foram adquiridas utilizando ganchos e correias, uma vez que foi utilizado um protocolo de aquisição bastante longo para o exame.

As conclusões foram as seguintes:

- Defeito da cartilagem - Avaliámos a localização, o tamanho e a gravidade do defeito da cartilagem

em três compartimentos (lateral e medial, compartimentos femorotibiais e no compartimento patelofemoral) e em sete superfícies (superfícies articulares medial e lateral do fémur e da tíbia; facetas medial e lateral da patela e tróclea). Com base no sistema artroscópico de Noyes, foi efectuada a classificação da gravidade e o sistema foi modificado para a RM. A cartilagem foi classificada como Grau 0, a cartilagem era normal; o Grau I foi atribuído a um sinal interno alterado; Grau IIA, quando o defeito era <50%; Grau II B 50-99% de defeito da cartilagem; Grau III A, defeito da cartilagem a 100% sem qualquer ulceração óssea; Grau III B era 100% com ulceração no osso.[49]

- Edema subcondral trabecular da medula óssea (BME) - O local e a gravidade das lesões de BME foram avaliados e classificados como: Grau 0 era normal; Grau I, quando o maior diâmetro da lesão era <10 mm; Grau II, quando a lesão era >10 mm no seu maior diâmetro.[50,51]

- Osteófitos marginais - Foram atribuídas classificações aos osteófitos, sendo o grau 0 atribuído a normal, ausência de osteófitos; grau I, osteófitos <5 mm; grau II, >5 mm.[52]

- Quistos subcondrais - Foram classificados da seguinte forma: Grau 0, era normal; Grau I, quando o diâmetro era <10mm; Grau II, quando o diâmetro era >10mm.[53]

- Esclerose subcondral - esta foi classificada em todos os copmpartimentos como: Grau 0, sem esclerose; Grau I, quando a profundidade da esclerose se estende <5mm ou Grau II, quando a profundidade da esclerose se estende >5mm.[11]

- Derrame articular - Foi classificado como: Grau 0, sem evidência de derrame articular; Grau I, pequena quantidade de derrame; ou Grau II, quando o derrame era moderado a grande.[30]

- Quisto de Baker/quisto sinovial - Os quistos sinoviais foram classificados em: grau 0, normal; grau 1, ligeiro; grau 2, moderado a acentuado.[30]

- Sinovite - Foi classificada da seguinte forma: Grau O, sem sinovite; Grau I, sinovite ligeira ou Grau II, sinovite moderada a acentuada.[54,55]

- Anomalias meniscais - As lacerações de Frank e as anomalias intrameniscais foram classificadas como: Grau 0, normal ou anomalias globulares intra-substanciais; Grau II, rotura não deslocada; ou Grau III, rotura deslocada complexa.[56]

- Anomalias dos ligamentos - No caso do ligamento cruzado, o grau 0 não apresentava qualquer anormalidade; o grau I, edema intraligamentar ou periligamentar aumentado, mas com um trajeto normal do ligamento e, pelo menos, com poucas fibras intactas; ou o grau II, quando a rutura do ligamento era completa.

No caso dos ligamentos colaterais: Grau 0 era um ligamento normal; Grau I, o ligamento estava intacto mas com presença de edema periligamentar ou intra-substância; Grau II ligamento parcialmente rasgado; Grau III ligamento completamente rasgado.

Corpos soltos osteocondrais-

Os corpos soltos podem ser hialinos, cartilaginosos fibrosos ou osteocartilaginosos. As radiografias podem detetar corpos soltos osteocartilaginosos devido ao seu componente ósseo, uma vez que são compostos por cartilagem e osso. Os corpos livres cartilaginosos hialinos resultam de um traumatismo e são radiolucentes. Os corpos livres fibrocartilagíneos são menos frequentes e também são radiolucentes.

Métodos estatísticos

O perfil da amostra foi descrito em termos de média + DP e proporção. A estatística do qui-quadrado (χ)2 foi aplicada para testar a associação entre duas variáveis categóricas. A correlação de Spearman foi utilizada para estimar a força de associação entre o escore KL e a gravidade da osteoartrite. Foi aplicado o teste t de duas amostras para testar a diferença entre a média de dois grupos diferentes, se os dados tivessem uma distribuição normal, caso contrário foi aplicado o teste de Mann Whitney. No caso de mais de dois grupos, foi utilizada a análise de variância unidirecional ou o teste de Kruskal Walli, conforme o caso. Os dados foram analisados utilizando o pacote de software estatístico STATA 9.2 e a diferença foi considerada significativa se o valor de 'p' fosse <0,05.

OBSERVAÇÃO E RESULTADOS

De janeiro de 2014 a julho de 2016, o nosso estudo foi realizado em 128 doentes encaminhados para o nosso departamento para a realização de RM. Foi recolhida a história clínica adequada dos doentes e, em conformidade, foi calculada a pontuação WOMAC. A pontuação KL do doente também foi calculada após um estudo cuidadoso da radiografia dos doentes. Em seguida, os pacientes foram submetidos a exames de RM do joelho mais sintomático de acordo com a sua história.

Para a avaliação das anomalias na ressonância magnética foram estimadas contagens simples sob a forma de números e percentagens. Durante a análise dos resultados da ressonância magnética, o joelho mais sintomático foi incluído no estudo. Nos indivíduos em que ambos os joelhos se enquadravam igualmente nos critérios de inclusão, o joelho dominante, auto-descrito pelo doente, foi escolhido para o exame. Para todos os testes estatísticos, foi demonstrada uma diferença estatisticamente significativa com valores *de p* inferiores a 0,05 e intervalos de confiança de 95%. Os resultados da RM foram comparados com o perfil clínico do doente e as pontuações KL.

QUADRO 1:

DISTRIBUIÇÃO POR IDADE

IDADE	Nº. DE CASOS	SEXO	
		MACHO	FEMININO
40-45	48	4	44
46-50	8	4	4
51-55	24	12	12
56-60	24	4	20
61-65	12	8	4
66-70	8	4	4
71-75	4	0	4
TOTAL	128	36	92

Os pacientes incluídos no estudo apresentavam idade igual ou superior a 40 anos. Verificou-se uma associação estatisticamente significativa entre a presença de osteofitose no compartimento tibiofemoral da articulação do joelho e a idade dos doentes (p=0,001, 0,022 respetivamente nos côndilos medial e lateral do fémur) e (p=0,022, 0,032 respetivamente nos côndilos medial e lateral da tíbia), entre o edema da medula óssea em ambos os côndilos da tíbia e a idade dos doentes.

(p=0,013 e 0,008, respetivamente) e entre os quistos subcondrais no côndilo tibial medial e a idade dos doentes (p=0,016).

QUADRO 2

DISTRIBUIÇÃO POR SEXO

SEXO	N.º DE PROCESSOS
MACHO	36
FEMININO	92
TOTAL	128

No nosso estudo, a população feminina registou uma incidência muito mais elevada de osteoartrite no grupo etário dos 40-45 anos e apenas uma incidência ligeiramente superior na população feminina com mais de 45 anos de idade. A população feminina registou um pico de prevalência de osteoartrite numa idade inferior à dos homens.

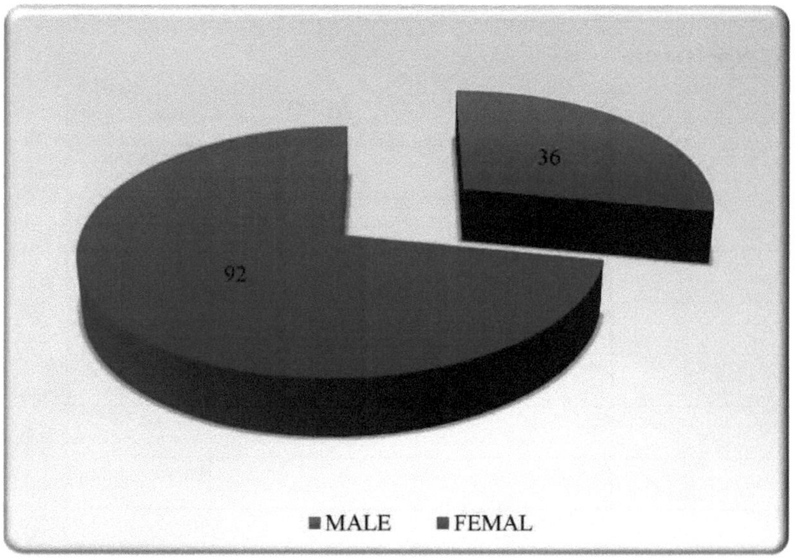

GRÁFICO 2: DISTRIBUIÇÃO POR SEXO

QUADRO 3

DISTRIBUIÇÃO SEGUNDO A ACTIVIDADE PROFISSIONAL

OCUPAÇÃO	N.º DE PROCESSOS

TRABALHADOR SEDENTÁRIO	48
TRABALHADOR MODERADO	56
FRACASSO GRAVE	24
TOTAL	**128**

No nosso estudo, não foi encontrada uma associação estatística significativa entre a ocupação/estilo de vida dos doentes e o desenvolvimento de osteoartrite da articulação do joelho. Foi observada uma ligeira correlação positiva entre a ocupação dos doentes e a sinovite (p=0,09).

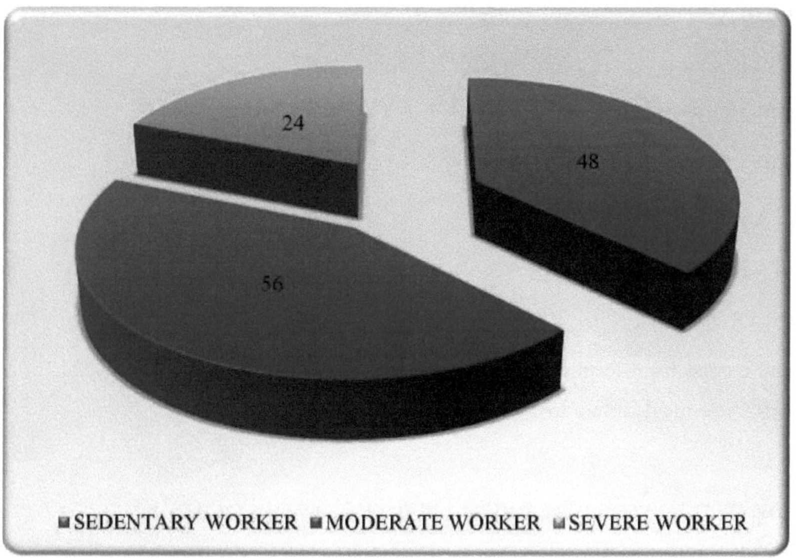

GRÁFICO 3: DISTRIBUIÇÃO POR PROFISSÕES

QUADRO 4

DISTRIBUIÇÃO DE ACORDO COM O IMC

PONTUAÇÃO DO IMC	N.º DE PROCESSOS
16-20	8
21-25	40
26-30	48
31-35	32
TOTAL	**128**

Na população do nosso estudo, 48 doentes (37,5%) tinham um índice de massa inferior a 25 e 80 doentes (62,5%) tinham um índice de massa corporal superior a 25. Assim, podemos dizer que a osteoartrite é mais comum em doentes com um índice de massa corporal elevado.

QUADRO 5

INCIDÊNCIA DE OSTEÓFITOS EM DIFERENTES LOCAIS

SÍTIOS	NÃO. DE PACIENTES	PERCENTAGEM
CÔNDILO FEMORAL MEDIAL	120	96.8%
FEMORAL LATERAL CONDYLE	90	70.3%
CÔNDILO TIBIAL MEDIAL	104	81.25%
CÔNDILO TIBIAL LATERAL	88	68.75%
FACETA MEDIAL DA RÓTULA	100	78.13%
FACETA LATERAL DA RÓTULA	57	44.53%
FEMUR TROCHLEA	45	35.15%

O côndilo femoral medial foi o local mais comum da osteofitose e o côndilo tibial medial foi o segundo local mais frequente de osteófitos.

QUADRO 6

INCIDÊNCIA DE OSTEÓFITOS DE GRAU II EM DIFERENTES LOCAIS

SÍTIOS	NÃO. DE PACIENTES	PERCENTAGEM
CÔNDILO FEMORAL MEDIAL	36	28.12%
CÔNDILO FEMORAL LATERAL	36	28.12%
CÔNDILO TIBIAL MEDIAL	60	46.87%
CÔNDILO TIBIAL LATERAL	24	18.75%
FACETA MEDIAL DA RÓTULA	04	3.12%
FACETA LATERAL DA RÓTULA	16	12.5%
FEMUR TROCHLEA	20	15.62%

Se a gravidade dos osteófitos for considerada, o côndilo tibial medial foi o local mais frequente de osteófitos de grau II, seguido do côndilo medial do fémur.

TABLE 7

INCIDÊNCIA DE QUISTO SUBCONDRAL EM DIFERENTES LOCAIS

SÍTIOS	NÃO. DE PACIENTES	PERCENTAGEM
CÔNDILO FEMORAL MEDIAL	88	68.75%
CÔNDILO FEMORAL LATERAL	67	52.34%
CÔNDILO TIBIAL MEDIAL	68	53.12%
CÔNDILO TIBIAL LATERAL	40	31.25%
FACETA MEDIAL DA RÓTULA	44	34.37%
FACETA LATERAL DA RÓTULA	20	15.62%
FEMUR TROCHLEA	40	31.25%

O côndilo femoral medial foi o local mais frequente de quistos subcondrais e o segundo local mais comum foi o côndilo tibial medial

TABLE 8

INCIDÊNCIA DE QUISTO SUBCONDRAL DE GRAU II EM DIFERENTES LOCAIS

SÍTIOS	NÃO. DE PACIENTES	PERCENTAGEM
CÔNDILO FEMORAL MEDIAL	20	15.62%
CÔNDILO FEMORAL LATERAL	28	21.87%
CÔNDILO TIBIAL MEDIAL	32	25.0%
CÔNDILO TIBIAL LATERAL	16	12.5%
FACETA MEDIAL DA RÓTULA	08	6.25%
FACETA LATERAL DA RÓTULA	04	3.12%

| FEMUR TROCHLEA | 08 | 6.25% |

O côndilo tibial medial foi o local mais frequente para os quistos subcondrais de grau II.

TABLE 9

INCIDÊNCIA DE EDEMA DA MEDULA ÓSSEA EM DIFERENTES LOCAIS

SÍTIOS	NÃO. DE PACIENTES	PERCENTAGEM
CÔNDILO FEMORAL MEDIAL	105	82.03%
FEMORAL LATERAL CONDYLE	65	50.78%
CÔNDILO TIBIAL MEDIAL	86	67.18%
CÔNDILO TIBIAL LATERAL	64	50.00%
FACETA MEDIAL DA RÓTULA	52	40.62%
FACETA LATERAL DA RÓTULA	50	39.06%
FEMUR TROCHLEA	20	15.62%

O côndilo medial do fémur foi o local mais frequente de lesões de edema da medula óssea e o côndilo tibial medial foi o segundo local mais comum.

QUADRO 10

INCIDÊNCIA DE EDEMA DA MEDULA ÓSSEA DE GRAU II

EM DIFERENTES SÍTIOS

SÍTIOS	NÃO. DE PACIENTES	PERCENTAGEM
CÔNDILO FEMORAL MEDIAL	60	46.87%
CÔNDILO FEMORAL LATERAL	40	31.25%
CÔNDILO TIBIAL MEDIAL	44	34.37%

CÔNDILO TIBIAL LATERAL	16	12.50%
FACETA MEDIAL DA RÓTULA	16	12.50%
FACETA LATERAL DA RÓTULA	08	6.25%
FEMUR TROCHLEA	08	6.25%

Se a gravidade das lesões de edema da medula óssea for considerada, mais uma vez o côndilo femoral medial foi o local mais frequente de lesões de edema da medula óssea de grau II, seguido do côndilo tibial medial e do côndilo tibial lateral.

QUADRO 11

INCIDÊNCIA DE ESCLEROSE SUBCONDRAL EM DIFERENTES LOCAIS

SÍTIOS	NÃO. PACIENTES	DE PERCENTAGEM
MEDIAL FEMORAL CONDYLE	80	62.50 %
LATERAL CÔNDILO FEMORAL	12	9.37%
TIBIAL MEDIAL CONDYLE	100	78.12%
LATERAL TIBIAL CONDYLE	7	5.40%
PATELLA MEDIAL FACET	16	12.5%
PATELLA FACETE LATERAL	25	19.50%
FEMUR TROCHLEA	5	3.90%

A localização mais comum da esclerose subcondral foi o côndilo medial da tíbia, seguido do côndilo medial do fémur nos indivíduos estudados.

TABLE 12

INCIDÊNCIA DE ESCLEROSE SUBCONDRAL DE GRAU II EM DIFERENTES LOCAIS

SÍTIOS	NÃO. DE PACIENTES	PERCENTAGEM
CÔNDILO FEMORAL MEDIAL	12	9.37 %
CÔNDILO FEMORAL LATERAL	0	0 %
CÔNDILO TIBIAL MEDIAL	20	15.62 %
CÔNDILO TIBIAL LATERAL	12	9.37 %
FACETA MEDIAL DA RÓTULA	4	3.12 %
FACETA LATERAL DA RÓTULA	4	3.12 %
FEMUR TROCHLEA	8	6.25 %

Quando se analisou a esclerose subcondral de grau II, verificou-se que a tíbia apresentava maior incidência (15,62% no côndilo medial da tíbia e 9,37% no côndilo lateral da tíbia) do que o fémur.

TABLE 13

INCIDÊNCIA DE DEFEITOS DA CARTILAGEM EM DIFERENTES LOCAIS

SÍTIOS	NÃO. DE PACIENTES	PERCENTAGEM
MEDIAL FEMORAL CONDYLE	120	93.75%
FEMORAL LATERAL CONDYLE	128	100%
MEDIAL TIBIAL CONDYLE	118	92.10%
LATERAL TIBIAL CONDYLE	120	93.75%
PATELLA MEDIAL FACET	103	80.46%
PATELA LATERAL FACET	88	68.75%
FEMUR TROCHLEA	90	70.30%

No grupo de estudo, os defeitos da cartilagem estavam presentes em quase todos os doentes. Os defeitos da cartilagem eram mais comuns no compartimento tibiofemoral do que no compartimento patelofemoral.

QUADRO 14

INCIDÊNCIA DE DEFEITOS DE CARTILAGEM DE GRAU III B EM DIFERENTES LOCAIS

SÍTIOS	NÃO. DE PACIENTES	PERCENTAGEM
CÔNDILO FEMORAL MEDIAL	44	34.37%
CÔNDILO FEMORAL LATERAL	24	18.75%
CÔNDILO TIBIAL MEDIAL	52	40.62%
CÔNDILO TIBIAL LATERAL	24	18.75%
FACETA MEDIAL DA RÓTULA	20	15.62%
FACETA LATERAL DA RÓTULA	20	15.62%
FEMUR TROCHLEA	4	3.12%

Considerando a gravidade do defeito da cartilagem, verificou-se que, mais uma vez, foi o compartimento tibiofemoral medial que mostrou a presença de defeitos de cartilagem mais graves do que os outros compartimentos. 52 doentes (40,62% do total) apresentavam defeitos condrais de grau III B no côndilo tibial medial. 44 doentes (34,37% do total) mostraram a presença de defeitos condrais de grau III B no côndilo femoral medial.

QUADRO 15

INCIDÊNCIA DE ROTURA MENISCAL

	0	%	1	%	2	%	3	%
MEDIAL	12	9.38	40	31.25	60	46.88	16	12.50
LATERAL	4	3.13	40	31.25	64	53.13	16	12.50

A anomalia do sinal do menisco medial foi observada em 116 doentes (90,62% do total de casos), dos quais 40 doentes (31,25%) apresentavam evidência de sinal de grau I, 60 doentes (46,87% do total de casos) tinham sinal de grau II e 16 doentes (12,5% do total de casos) apresentavam sinal de grau III.

A anomalia do sinal do menisco lateral foi observada em 124 doentes (96,87% do total de casos), dos quais 40 doentes (31,25%) tinham sinal de grau I, 68 doentes (53,13% do total de casos) tinham sinal de grau II e 16 doentes (12,5% do total de casos) apresentavam evidência de sinal de grau III

TABLE 16

INCIDÊNCIA DE ANOMALIA DO SINAL DO LIGAMENTO COLATERAL

	0	%	1	%	2	%
MEDIAL	120	93.75	0	0.00	8	6.25
LATERAL	116	90.63	4	3.13	8	6.25

Observou-se que 08 pacientes tinham sinal do ligamento colateral medial (6,25% do total de casos) e todos eles apresentavam sinal de grau II do ligamento colateral medial.

12 doentes apresentavam uma anomalia do sinal do ligamento colateral lateral (9,4% do total de casos), dos quais 4 doentes (3,12% do total de doentes) apresentavam um sinal de grau I e 8 tinham uma rotura de grau II (6,25% do total).

TABLE 17

INCIDÊNCIA DE ANOMALIA DO SINAL DO LIGAMENTO CRUZADO

	0	%	1	%	2	%
ANTERIOR	100	78.13	24	18.75	4	3.13
POSTERIOR	86	67.19	42	32.80	0	0.00

A anomalia do sinal do ligamento cruzado anterior foi observada em 28 doentes (22% do total de casos). 24 doentes (18,75% do total) apresentavam sinal de grau I e 4 doentes (3,1% do total) apresentavam sinal de grau II.

42 pacientes apresentaram anormalidade de sinal no ligamento cruzado posterior. 42 doentes (32,80% do total) apresentaram sinal de grau I e nenhum doente apresentou sinal de grau II

TABLE 18

INCIDÊNCIA DE DERRAME ARTICULAR, QUISTO DE BAKER E SINOVITE

	0	%	1	%	2	%
EFUSÃO CONJUNTA	30	23.45	75	58.59	23	17.96
BAKER CYST	72	56.25	32	25.00	24	18.75

SINOVITE	100	78.13	28	21.87	0	0.00

O derrame articular foi observado em 98 doentes (76,56%) da população estudada. 56 doentes apresentavam graus variáveis de quisto de Baker. A presença de sinovite foi observada em 28 doentes.

29 doentes apresentavam corpos osteocondrais ~22,65% da nossa população de estudo e todos eles apresentavam um grau ligeiro de sinovite

TABLE 19

INCIDÊNCIA DE CORPOS OSTEOCONDRAIS

	Ausente	%	Presente	%
CORPO OSTEOCONDRAL	99	77.34	29	22.65

QUADRO 20

INCIDÊNCIA DE SUBCUXAÇÃO DA TÍBIA

	A	%	A nt-	%	A nt	%	La ter	%	Pó	%
Subluxação da tíbia	96	75.00	4	3.13	4	3.13	20	15.63	4	3.13

A subluxação da tíbia foi observada em 32 doentes e a subluxação lateral foi a mais comum, observada em 20 doentes.

PONTUAÇÃO KL E SUA COMPARAÇÃO COM OS RESULTADOS DA RESSONÂNCIA MAGNÉTICA

Foram efectuadas radiografias ântero-posteriores do joelho numa posição de suporte de peso, estendida, com a utilização da técnica padrão de radiografia e foi atribuída a cada doente uma classificação de Kellgren-Lourenço.

De acordo com a gravidade da doença avaliada nas radiografias antero-posteriores do joelho, foram atribuídas pontuações Kellgren-Lawrence.

QUADRO 21

PONTUAÇÕES KL EM OSTEÓFITOS

SITE	GRAU	KL SCORE 2	KL SCORE 3	KL SCORE 4
	0	0	0	0
MF	1	48	44	0
	2	0	16	20

MT	0	12	0	0
	1	32	24	0
	2	4	36	20
LF	0	12	20	4
	1	36	16	4
	2	0	24	12
LT	0	28	12	0
	1	20	36	8
	2	0	12	12
FT	0	40	36	12
	1	2	20	8
	2	0	4	0
PTMF	0	8	16	0
	1	40	36	20
	2	0	8	0
PTLF	0	32	36	8
	1	16	12	12
	2	0	12	0

No compartimento tibiofemoral, a pontuação KL apresenta uma correlação elevada com a gravidade dos osteófitos na RM. À medida que a gravidade dos osteófitos na RM aumenta, a pontuação KL também aumenta (valor de $p = 0,000$ e $0,098$ para os côndilos medial e lateral do fémur, respetivamente, e $p = 0,000$ e $0,001$ para os côndilos medial e lateral da tíbia, respetivamente). Os coeficientes de correlação entre a pontuação KL e os osteófitos detectados por RM na patelofemoral não foram significativos ($p>0,05$).

Foi diagnosticada uma associação positiva entre os quistos subcondrais na tíbia nas suas superfícies de articulação medial e lateral e na superfície de articulação lateral do fémur por osteoartrite radiográfica ($p=0,002$ e $0,056$ e $0,066$, respetivamente).

O edema da medula óssea nos côndilos medial e lateral da tíbia e no côndilo lateral do fémur está bem correlacionado com a osteoartrite radiográfica ($p=0,001$, $0,029$ e $0,017$, respetivamente).

Não foi observada uma associação estatística significativa entre a esclerose subcondral e a pontuação KL e muitos doentes a quem foi diagnosticada uma pontuação KL mais elevada nas radiografias simples foram diagnosticados com um grau inferior de esclerose subcondral na RM.

Foi observada uma correlação estatisticamente significativa entre os defeitos da cartilagem no compartimento tibiofemoral, tanto no aspeto lateral como medial, e a pontuação KL (p=0,058 e 0,080 nos côndilos medial e lateral do fémur, respetivamente, e p=0,058 e 0,002 nos côndilos medial e lateral da tíbia, respetivamente).

Foi observada uma associação estatisticamente significativa entre a lesão do menisco medial e a pontuação KL (p=0,000)

A presença de derrame articular está significativamente associada à pontuação KL (p=0,080).

ÍNDICE WOMAC E SUA COMPARAÇÃO COM OS RESULTADOS DA RESSONÂNCIA MAGNÉTICA

Utilizando 24 parâmetros do índice WOMAC, os doentes foram avaliados e as pontuações WOMAC foram calculadas em conformidade. A pontuação total máxima do WOMAC foi de 96. Para os sintomas de dor, a pontuação máxima da dor WOMAC foi de 20. Relativamente aos sintomas de rigidez, o subescore máximo de rigidez do WOMAC foi 8 e, relativamente aos sintomas de incapacidade física, o subescore máximo de incapacidade funcional do WOMAC foi 68. Por conseguinte, foi calculada a pontuação percentual para cada sintoma.

QUADRO 34

ÍNDICE MÉDIO DE WOMAC EM OSTEÓFITOS EM DIFERENTES LOCAIS

		MF	MT	LF	LT	FT	PTMF	PTLF
WOMAC DOR (máx.=20)	MEIO	5.64	5.137	5.423	5.46	5.79	5.267	5.4933
	%	28.20	25.69	27.12	27.30	28.95	26.34	27.47
FLEXIBILIDADE WOMAC (máx.=08)	MEIO	1.73	1.337	1.483	1.6	1.947	1.703	1.67
	%	21.63	16.71	18.54	20.00	24.34	21.29	20.88
HABILIDADE WOMAC (máx.68)	MEIO	21.35	20.86	20.74	20.94	19.29	19.12	20.88
	%	31.40	30.68	30.50	30.79	28.37	28.12	30.71
WOMAC	MEIO	28.72	27.33	27.66	28.01	27.04	26.29	28.05

TOTAL (máx.=96)	%	29.92	28.47	28.81	29.18	28.17	27.39	29.22

Os sintomas de dor mais graves foram produzidos pelos osteófitos trocleares do fémur (pontuação média de dor WOMAC de 5,79).

A rigidez mais grave foi produzida pela osteofitose troclear do fémur (pontuação média de rigidez WOMAC de 1,67). A incapacidade funcional máxima foi produzida por osteófitos na superfície de articulação medial do fémur (pontuação média de incapacidade funcional WOMAC de 21,35).

Considerando a pontuação média total WOMAC nos diferentes compartimentos do joelho, obtivemos uma pontuação média WOMAC elevada nos osteófitos da superfície articular medial do fémur. (28.72).

Foi observada uma correlação positiva entre os osteófitos no compartimento medial do fémur e a rigidez do joelho (valor de P=0,0093).

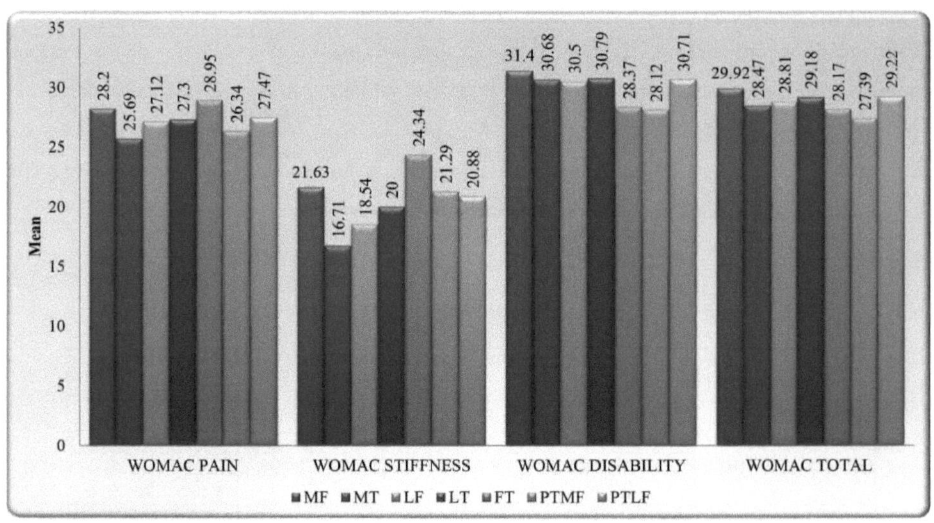

GRÁFICO 19: PONTUAÇÃO MÉDIA WOMAC CONSIDERANDO OSTEÓFITOS

QUADRO 35

ÍNDICE MÉDIO DE WOMAC EM QUISTOS SUBCONDRAIS EM DIFERENTES LOCAIS

		MF	MT	LF	LT	FT	PTMF	PTLF
DOR WOMAC	MEIO	5.38	5.48	5.77	5.45	5.36	5.94	5.80

(máx.=20)	%	26.90	27.42	28.85	27.27	26.84	29.74	29.00
FLEXIBILIDADE WOMAC (máx.=08)	MEIO	1.46	1.52	1.43	1.32	1.55	1.50	1.08
	%	18.25	19.09	17.91	16.54	19.41	18.84	13.54
HABILIDADE WOMAC (máx.68)	MEIO	20.84	20.85	21.59	21.47	21.02	18.77	19.027
	%	30.66	30.66	31.75	31.57	30.91	27.60	27.98
WOMAC TOTAL (máx.=96)	MEIO	27.69	27.87	28.80	28.25	28.30	26.23	25.917
	%	28.85	29.03	30.00	29.43	29.48	27.32	27.00

Os quistos subcondrais presentes na faceta medial da patela foram observados em doentes com sintomas de dor mais graves (pontuação média de dor WOMAC de 5,99).

Os quistos subcondrais na tróclea do fémur foram observados em doentes com sintomas mais graves de rigidez do joelho (pontuação média de rigidez Womac de 1,55), seguidos dos quistos no côndilo tibial medial e na faceta medial da rótula.

A pontuação média máxima de incapacidade funcional foi observada em associação com quistos subcondrais presentes no côndilo lateral do fémur (21,59), seguida de quistos no côndilo lateral da tíbia (21,47) e na tróclea do fémur (21,02).

Considerando a pontuação média total WOMAC nos diferentes compartimentos do joelho, obtivemos a pontuação média WOMAC mais elevada em associação com quistos subcondrais no côndilo lateral do fémur (28,8).

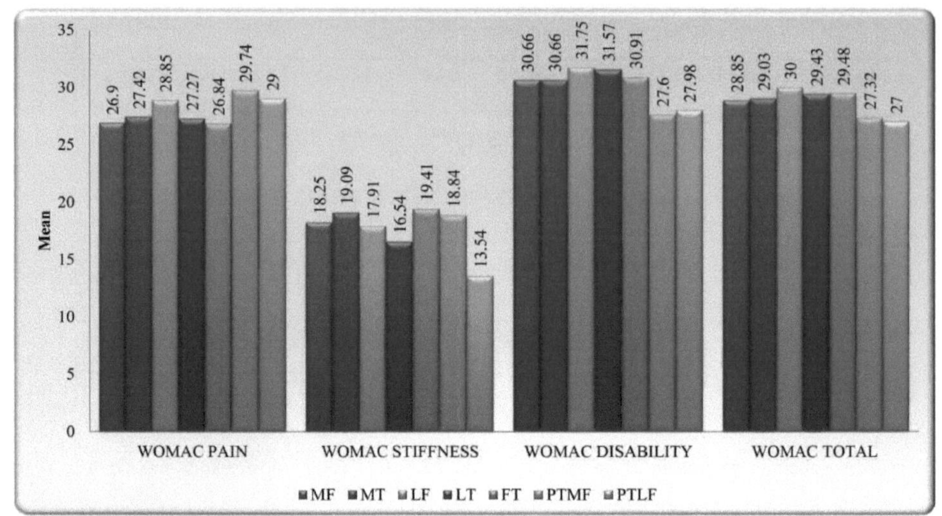

GRÁFICO 20: PONTUAÇÃO MÉDIA DO WOMAC CONSIDERANDO O QUISTO SUBCONDRAL

QUADRO 36

ÍNDICE MÉDIO DE WOMAC NO EDEMA DA MEDULA ÓSSEA EM DIFERENTES LOCAIS

		MF	MT	LF	LT	FT	PTMF	PTLF
DOR WOMAC (máx.=20)	MEIO	5.35	5.41	5.34	5.50	5.48	5.59	5.60
	%	26.75	27.05	26.72	27.52	27.44	27.99	28.00
FLEXIBILIDADE WOMAC (máx.=08)	MEIO	1.41	1.45	1.56	1.37	1.48	1.47	1.51
	%	17.67	18.16	19.50	17.21	18.59	18.41	18.96
HABILIDADE WOMAC (máx.68)	MEIO	21.02	20.78	20.53	21.27	21.37	21.18	20.25
	%	30.92	30.56	30.19	31.28	31.43	31.15	29.78
WOMAC TOTAL (máx.=96)	MEIO	27.79	27.65	27.96	28.15	28.35	28.25	27.36
	%	28.95	28.80	29.13	29.32	29.53	29.43	28.51

O edema da medula óssea na faceta lateral e medial da patela (pontuação média de dor WOMAC de 5,60), seguido dos edemas no côndilo tibial lateral e na tróclea do fémur, foram observados em associação com os sintomas de dor mais graves.

A rigidez mais grave foi observada em associação com o edema da medula óssea na superfície de articulação lateral do fémur (pontuação média de rigidez WOMAC de 1,56). A incapacidade funcional máxima foi observada no edema da medula óssea presente na tróclea do fémur (pontuação média de incapacidade funcional WOMAC (21,37), seguida do edema da medula óssea no côndilo lateral da tíbia (21,27), na faceta medial da patela (21,18) e no côndilo medial do fémur (21,03).

Considerando a pontuação média total WOMAC nos diferentes compartimentos do joelho, obtivemos a pontuação média WOMAC mais elevada na tróclea do fémur (28,35), seguida do côndilo lateral da tíbia (27,15).

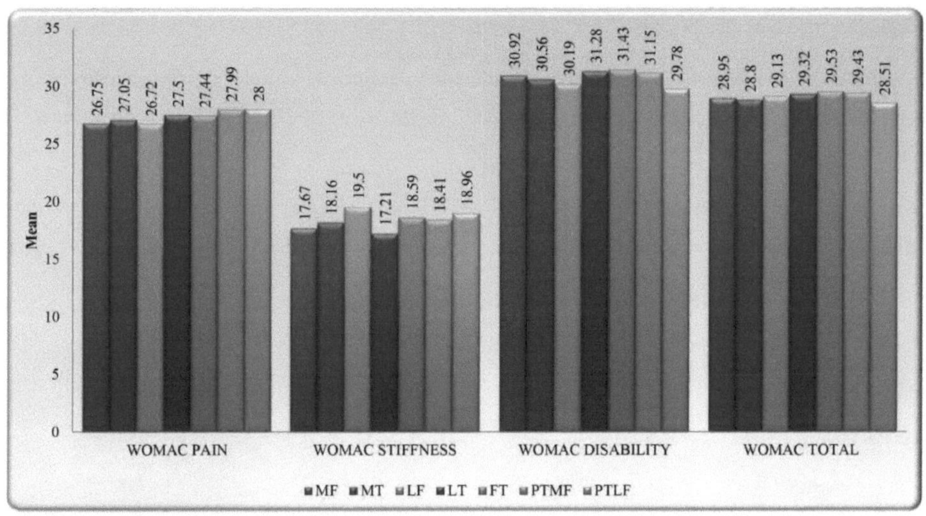

GRÁFICO 21: PONTUAÇÃO MÉDIA DO WOMAC CONSIDERANDO O EDEMA DA MEDULA ÓSSEA

QUADRO 37

ÍNDICE MÉDIO DE WOMAC NA ESCLEROSE SUBCONDRAL EM DIFERENTES LOCAIS

		MF	MT	LF	LT	FT	PTMF	PTLF
DOR WOMAC	MEIO	5.32	5.36	5.70	5.54	5.15	5.33	5.55
(máx.=20)	%	26.60	26.84	28.53	27.72	25.77	26.69	27.77
FLEXIBILIDAD	MEIO	1.50	1.23	2.20	1.51	2.77	2.78	1.35

E WOMAC (máx.=08)	%	18.83	15.46	27.56	18.88	34.71	34.79	16.92
HABILIDADE WOMAC	MEIO	20.37	20.30	18.03	19.38	19.02	18.62	17.53
(máx.68)	%	29.97	29.85	26.51	28.50	27.97	27.38	25.78
WOMAC TOTAL	MEIO	27.21	26.91	25.95	26.44	26.95	26.75	24.44
(máx.=96)	%	28.35	28.03	27.03	27.54	28.07	27.86	25.46

Os sintomas de dor mais graves foram observados na esclerose subcondral no côndilo lateral do fémur (pontuação média de dor WOMAC 5,71)

Os sintomas de rigidez mais graves estavam associados à esclerose subcondral na tróclea do fémur e na faceta medial (pontuação média de incapacidade WOMAC de 20,38), seguida do côndilo medial da tíbia (20,30).

Considerando a pontuação média total WOMAC nos diferentes compartimentos do joelho, obtivemos a pontuação média WOMAC mais elevada na esclerose subcondral no côndilo medial do fémur (pontuação média total WOMAC 27,21).

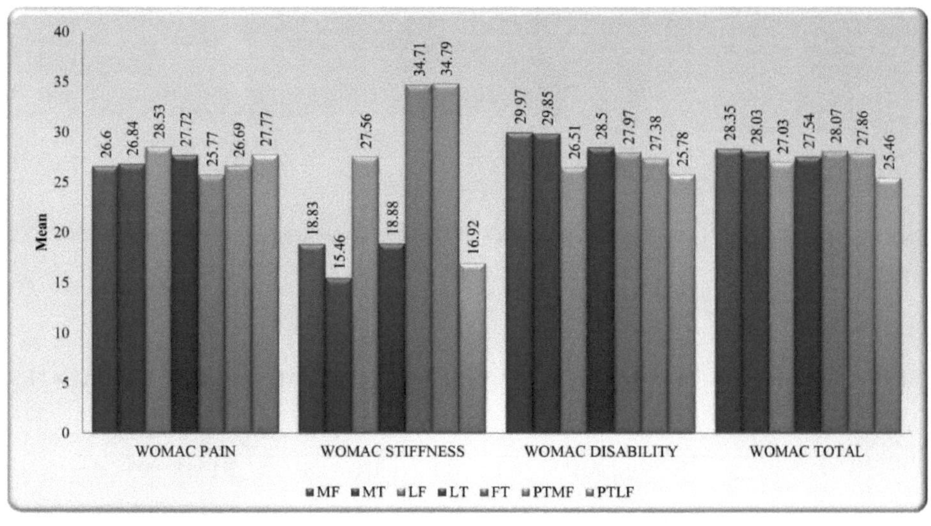

GRÁFICO 22: PONTUAÇÃO MÉDIA WOMAC CONSIDERANDO A ESCLEROSE SUBCONDRAL

QUADRO 38

48

ÍNDICE MÉDIO DE WOMAC EM DEFEITOS DE CARTILAGEM EM DIFERENTES LOCAIS

		MF	MT	LF	LT	FT	PTMF	PTLF
DOR WOMAC (máx.=20)	MEIO	5.23	5.40	5.30	4.62	6	5	6.75
	%	26.17	27.02	26.52	23.13	30.00	25.00	33.79
FLEXIBILIDADE WOMAC (máx.=08)	MEIO	1.47	1.45	1.46	1	1	1	1.48
	%	18.38	18.18	18.34	12.50	12.50	12.50	18.54
HABILIDADE WOMAC (máx.68)	MEIO	19.71	20.90	19.35	19.63	21	21	22.24
	%	28.99	30.74	28.46	28.87	30.88	30.88	32.72
WOMAC TOTAL (máx.=96)	MEIO	26.42	27.77	26.11	25.25	28	28	30.49
	%	27.53	28.93	27.20	26.30	29.17	29.17	31.77

Os sintomas de dor mais graves foram observados em associação com defeitos de cartilagem na tróclea do fémur (pontuação média de dor WOMAC 6), seguidos de defeito de cartilagem na faceta lateral da patela (pontuação média de dor WOMAC 5,55).

A rigidez mais grave foi encontrada em associação com o defeito da cartilagem na superfície de articulação medial e lateral do fémur (pontuação média de rigidez WOMAC de 1,47).

A incapacidade funcional máxima foi observada em associação com defeitos da cartilagem na tróclea do fémur e na patela medial (pontuação média de incapacidade funcional de 21 em ambos os locais), seguida de defeitos da cartilagem no côndilo medial da tíbia (pontuação média de incapacidade WOMAC de 20,9).

Considerando a pontuação média total WOMAC nos diferentes compartimentos do joelho, obtivemos a pontuação média WOMAC mais elevada no defeito de cartilagem na tróclea do fémur e na faceta medial da patela (pontuação média total WOMAC de 28 em ambos os locais).

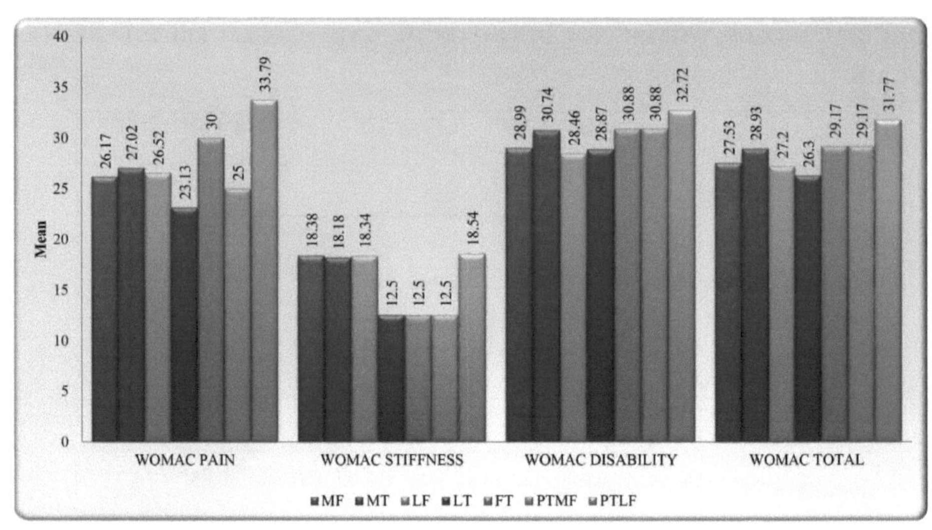

GRÁFICO 23: PONTUAÇÃO MÉDIA DO WOMAC CONSIDERANDO OS DEFEITOS DA CARTILAGEM

QUADRO 39

ÍNDICE MÉDIO DE WOMAC NAS ROTURAS MENISCAIS

	Medial		Lateral	
	Média dos diferentes graus	**%**	**Média dos diferentes graus**	**%**
WOMAC PAIN max.=20)	**5.425**	27.13	6.345	31.725
FLEXIBILIDADE WOMAC (máx.=08)	**1.503**	18.78	1.1425	14.28125
HABILIDADE WOMAC (máx.68)	**21.72**	31.94	19.9875	29.39338
WOMAC TOTAL (máx.=96)	**28.65**	29.84	27.475	28.61979

Os sintomas de dor no joelho foram mais associados à lesão do menisco lateral do que à lesão do menisco medial, enquanto a rigidez e a incapacidade física são mais observadas na lesão do menisco medial.

QUADRO 40

ÍNDICE MÉDIO DE WOMAC NA ROTURA DO LIGAMENTO COLATERAL

	Medial		Lateral	
	Média dos diferentes graus	**%**	**Média dos diferentes graus**	**%**
DOR WOMAC (máx.=20)	**4.53**	22.65	6.103333	30.517
FLEXIBILIDADE WOMAC (máx.=08)	**1.015**	12.69	1.17	14.625
HABILIDADE WOMAC (máx.68)	**23.965**	35.24	21.60667	31.775
WOMAC TOTAL (máx.=96)	**29.515**	30.74	28.88333	30.087

A lesão do ligamento colateral é raramente observada na osteoartrite do joelho. No entanto, ao avaliar os sintomas clínicos, verificou-se que os sintomas de dor e rigidez são mais graves na lesão do ligamento colateral lateral, enquanto os sintomas de incapacidade são mais graves na lesão do ligamento colateral medial.

QUADRO 41

ÍNDICE MÉDIO DE WOMAC NA ROTURA DO LIGAMENTO CRUZADO

	Anterior		Posterior	
	Média dos diferentes graus	**%**	**Média dos diferentes graus**	**%**
DOR WOMAC (máx.=20)	4.9733	24.87	4.957	24.783333
FLEXIBILIDADE WOMAC (máx.=08)	2.8367	35.46	2.91	36.375
HABILIDADE WOMAC (máx.68)	18.823	27.68	19.83	29.166667
WOMAC TOTAL (máx.=96)	26.637	27.75	27.1	28.857639

Ao avaliar a nossa população de estudo, verificou-se que tanto os ligamentos cruzados posteriores como os anteriores produziam sintomas quase semelhantes de dor, rigidez e incapacidade física. Foi observada uma correlação estatisticamente significativa entre a incapacidade funcional e a lesão do ligamento cruzado posterior (pontuação média de incapacidade funcional WOMAC e pontuação total WOMAC 0,017 e 0,060, respetivamente).

QUADRO 42

ÍNDICE MÉDIO DE WOMAC NO DERRAME ARTICULAR

	0	1	2
DOR WOMAC (máx.=20)	4.6	5.66	5.71
FLEXIBILIDADE WOMAC (máx.=08)	1.4	1.44	1.57
HABILIDADE WOMAC (máx.68)	19	20.33	24
WOMAC TOTAL (máx.=96)	25	27.44	31.28

Não foi observada uma associação estatística significativa entre os derrames articulares e a dor, a rigidez ou a incapacidade física na articulação do joelho (p>0,05). No entanto, os doentes do nosso estudo apresentaram pontuações WOMAC mais elevadas de dor, rigidez, incapacidade física e pontuação total com o aumento da gravidade dos derrames articulares.

QUADRO 43

ÍNDICE MÉDIO DE WOMAC EM CISTO DE BAKER

	0	1	2
DOR WOMAC (máx.=20)	5	6.12	5.83
FLEXIBILIDADE WOMAC (máx.=08)	1.3	1.87	1.33
HABILIDADE WOMAC (máx.68)	20	21.75	23.16
WOMAC TOTAL (máx.=96)	26	29.75	30.33

Não foi observada associação estatística significativa entre os sintomas clínicos dos pacientes e a presença do cisto de Baker.

QUADRO 44

ÍNDICE MÉDIO DE WOMAC NA SINOVITE

	Ausente	Suave
DOR WOMAC (máx.=20)	5.6	4.87
FLEXIBILIDADE WOMAC (máx.=08)	1.3	2.12
HABILIDADE WOMAC (máx.68)	21	20.87
WOMAC TOTAL (máx.=96)	28	27.87

QUADRO 45

ÍNDICE MÉDIO DE WOMAC EM CORPOS OSTEOCONDRAIS

	Ausente	Suave
DOR WOMAC (máx.=20)	5.1	7
FLEXIBILIDADE WOMAC (máx.=08)	1.3	2.4
HABILIDADE WOMAC (máx.68)	20	26.8
WOMAC TOTAL (máx.=96)	26	36.2

Foi observada uma associação estatisticamente significativa entre a incapacidade funcional e a rigidez na articulação do joelho (considerando as pontuações de incapacidade funcional e rigidez do WOMAC) e a presença de corpos osteocondrais (=0,01). Também foi observada uma correlação positiva entre a pontuação total do WOMAC e a presença de corpos osteocondrais (**P=0,0009**).

QUADRO 46

ÍNDICE MÉDIO DE WOMAC NA SUBLUXAÇÃO DA TÍBIA

	Ausente	AN	AN	LA	PO
DOR WOMAC (máx.=20)	5.3	7	5	5.6	6
FLEXIBILIDADE WOMAC (máx.=08)	1.5	3	0	1.2	1
HABILIDADE WOMAC (máx.68)	20	30	17	24.2	24
WOMAC TOTAL (máx.=96)	27	40	22	31	31

Os sintomas de dor mais graves foram observados em associação com a subluxação anterolateral da tíbia, seguida da subluxação posterolateral. Os sintomas mais graves de rigidez e incapacidade física também foram observados em associação com a subluxação anterolateral da tíbia.

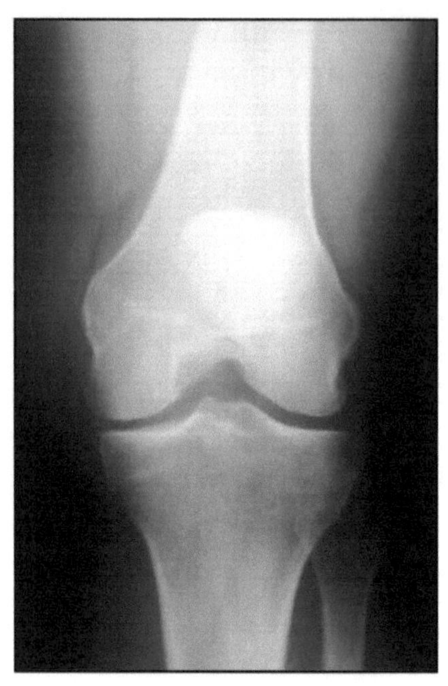
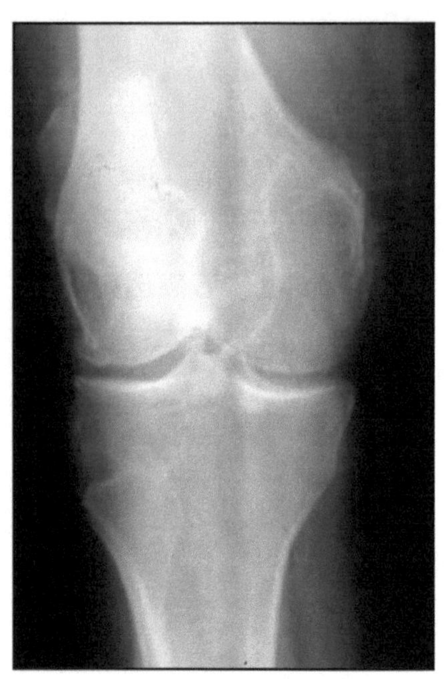

KL SCORE GRADE II

KL SCORE GRADE III

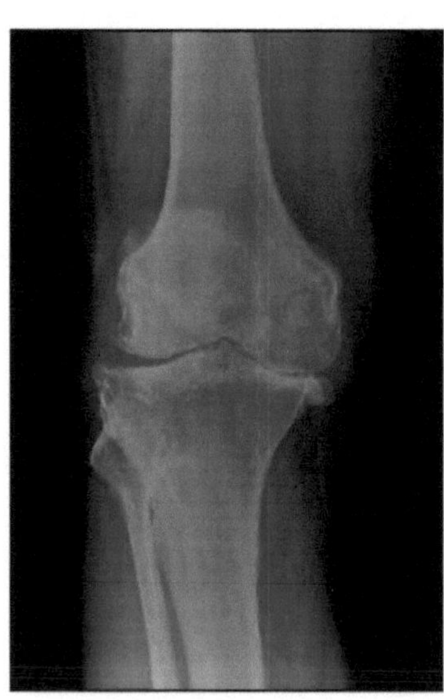

KL SCORE GRADE IV WITH LATERAL SUBLUXATION OF TIBIA

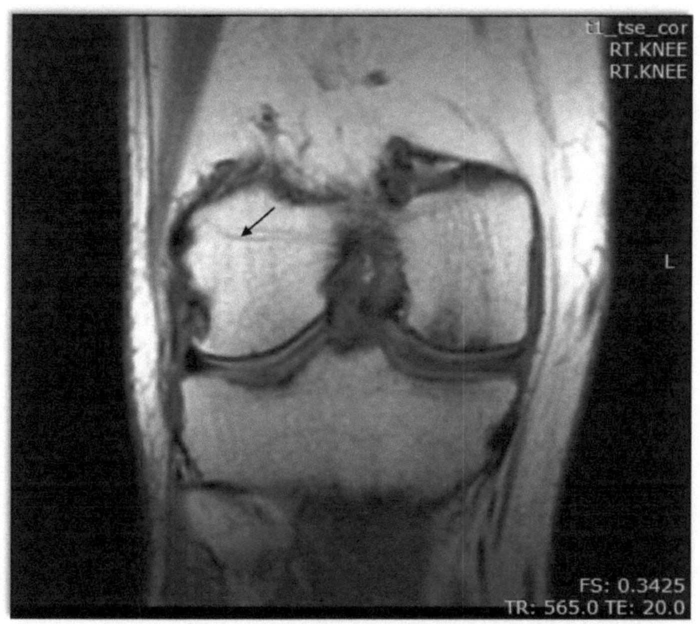

**OSTEOPHYTE IN LATERAL ARTICULATING
SURFACE OF FEMUR**

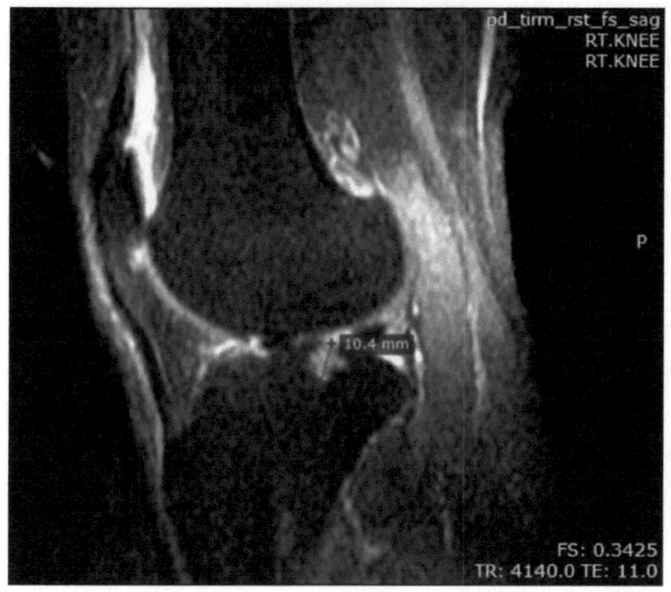

BONE MARROW EDEMA IN TIBIAL CONDYLE

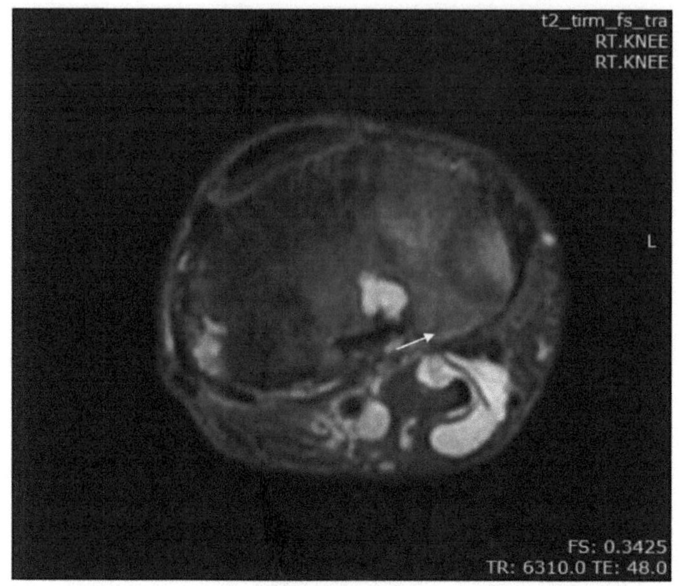

BAKER'S CYST

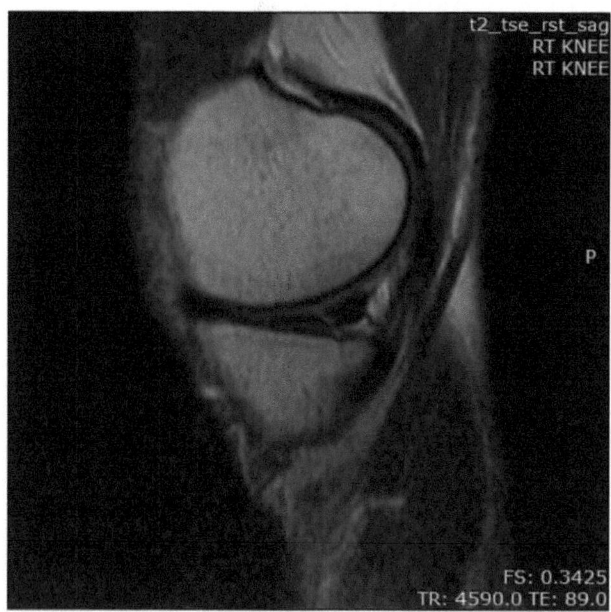

TEAR IN POSTRIOR HORN OF MEDIAL MENISCUS

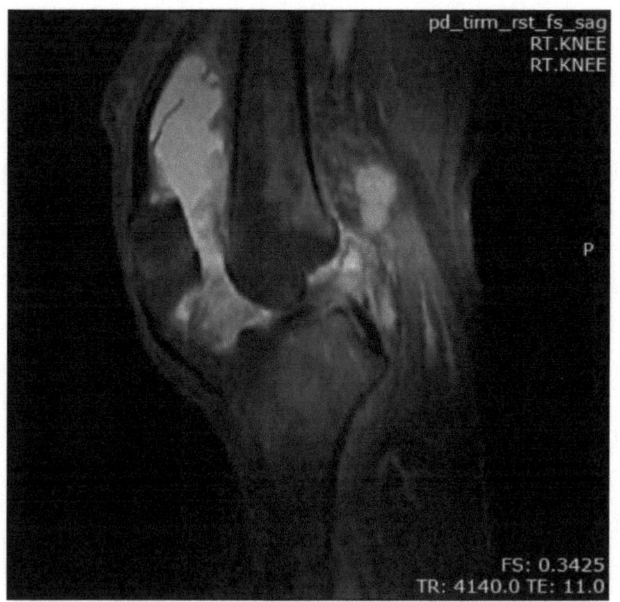

SYNOVITIS WITH POPLITEAL LYMPH NODE AND JOINT EFFUSION

DISCUSSÃO

O objetivo do estudo foi analisar os resultados da RM do joelho dos doentes e correlacioná-los com os resultados clínicos e radiográficos, tendo em conta a pontuação KL e a pontuação WOMAC.

Todas as estruturas da articulação do joelho envolvidas no processo da doença podem ser examinadas na RM com maior sensibilidade. Embora a cartilagem fosse o foco principal da literatura anterior sobre RM, há uma inclinação cada vez maior dos estudos para a avaliação de todo o órgão na osteoartrite do joelho, incluindo também caraterísticas como edema da medula óssea, sinovite e patologias dos ligamentos e meniscos. Todas as estruturas anatómicas envolvidas no processo da doença podem ser visualizadas com a RM devido ao contraste tecidular sem paralelo que esta proporciona. No nosso estudo, os resultados mostram que, na avaliação da osteoartrite do joelho, a RM é uma excelente modalidade de diagnóstico devido à perspetiva de visualização multiplanar. Com a ajuda da RM, foi possível correlacionar os achados imagiológicos objectivos na osteoartrite e os sintomas clínicos subjectivos dos doentes.

Em vários compartimentos da articulação do joelho, foram avaliados minuciosamente diferentes tipos e graus de anomalias estruturais e associados a achados clínicos relevantes. No nosso estudo, os achados da RM foram também comparados com os achados radiográficos e os resultados mostraram que a RM era melhor para avaliar as alterações dos tecidos moles e dos ossos no processo da doença do que as radiografias.

IDADE: No nosso estudo, todos os doentes tinham idades compreendidas entre os 40 e os 73 anos. A evidência radiográfica de OA aumentou com a idade.[57] Assim, a osteoartrite é uma doença da idade avançada. Foi observada uma associação estatisticamente significativa entre a osteofitose no compartimento tibiofemoral da articulação do joelho e a idade dos doentes e, à medida que a idade aumenta, a gravidade dos osteófitos no compartimento tibiofemoral também aumenta (p=0,001, 0,022 nos côndilos femorais medial e lateral, respetivamente, e 0,042, 0,032 no côndilo medial e no côndilo lateral da tíbia, respetivamente). Foi também observada uma associação estatisticamente significativa entre o edema da medula óssea nos côndilos laterais e mediais da tíbia e a idade dos doentes. (p= 0,008 e 0,013, respetivamente).

Foi também observada uma associação estatisticamente significativa entre os quistos subcondrais no côndilo medial da tíbia e a idade dos doentes (p= 0,016).

DISTRIBUIÇÃO POR SEXO: O rácio entre homens e mulheres no nosso estudo foi de 1:2,6. Isto sugere um aumento da prevalência da osteoartrite do joelho no sexo feminino. Além disso, o pico de prevalência da osteoartrite do joelho no sexo feminino ocorre numa idade precoce, em comparação com o sexo masculino.

Estudos anteriores mostraram também que a gravidade, a incidência e a prevalência da osteoartrite do joelho são maiores nas mulheres do que nos homens. As mulheres sofrem de osteoartrite mais precoce e mais grave do que os homens.[58]

ESTILO DE VIDA: Na população do nosso estudo, os doentes foram classificados de acordo com o seu estilo de vida em trabalhadores pesados ligeiros, moderados e graves. No nosso estudo, 48 doentes tinham um estilo de vida sedentário. Cinquenta e seis eram trabalhadores moderados e 24 eram trabalhadores pesados. No nosso estudo, não foi encontrada qualquer associação estatística significativa entre a profissão ou o estilo de vida dos doentes e o desenvolvimento de osteoartrite da articulação do joelho.

A profissão dos doentes e a presença de sinovite apresentaram uma ligeira correlação positiva (p=0,09).

IMC: Na população do nosso estudo, 48 doentes (37,5%) tinham um índice de massa corporal inferior a 25 e 80 doentes (62,5%) tinham um índice de massa corporal superior a 25. Assim, podemos dizer que a osteoartrite é mais comum em doentes com um índice de massa corporal elevado. Os resultados da RM correlacionaram-se com o índice de massa corporal e um aumento do índice de massa corporal foi associado a um aumento da gravidade da osteoartrite. Em estudos de controlo de casos anteriores, foi demonstrada de forma consistente uma forte associação entre a osteoartrite do joelho e a obesidade.[59] No estudo longitudinal de Framingham, um índice de massa corporal elevado previu o desenvolvimento da doença numa fase posterior da vida[60] e, na mesma análise de mulheres da coorte, foi demonstrado que, nas mulheres com um índice de massa corporal elevado que perdem peso, a incidência da doença é menor em comparação com as mulheres que não perdem peso.[61] Estes dados sugerem que o risco da doença pode ser reduzido através do controlo da obesidade. Encontrámos uma associação estatisticamente significativa entre o IMC e os osteófitos no côndilo medial do fémur (p<0,05).

No nosso estudo, verificou-se que o compartimento tibiofemoral estava mais grave e frequentemente envolvido na doença do que o compartimento patelofemoral. Tal como descrito na literatura, nos estudos realizados na população ocidental, o compartimento patelofemoral foi mais grave e frequentemente afetado. Esta diferença pode ser explicada pelo facto de a população indiana estar habituada a sentar-se numa postura de cócoras. O agachamento prolongado, o ajoelhar-se e o subir escadas têm sido associados à osteoartrite do joelho como fator de risco. A posição de cócoras foi descrita como um fator de risco para a osteofitose tibiofemoral. No compartimento tibiofemoral, o agachamento prolongado e a osteoartrite do joelho têm sido fortemente associados, mas ligeiramente associados ao desenvolvimento de osteoartrite no compartimento patelofemoral.[62] Existem pelo menos dois mecanismos que sustentam que o agachamento ou ajoelhamento prolongados predispõem a danos meniscais e ligamentares, o que constitui novamente um fator de risco para a osteoartrite da articulação do joelho.[63,64] Também a carga de impacto provou ser prejudicial para a lesão da cartilagem em estudos com animais. A posição de cócoras ou de joelhos expõe a cartilagem articular medial a tensões mecânicas excessivas.[62]

OSTEÓFITOS: No nosso estudo de RM, a articulação tibifemoral medial foi o local mais frequente de formação de osteófitos. O côndilo femoral medial mostrou a presença de osteófitos em todos os doentes da nossa população estudada (96,80%) e o côndilo medial da tíbia foi o segundo local mais frequente de osteofitose (81,25%). A faceta medial da patela foi o segundo local mais comum (78,13%) de osteófitos.

Considerando a gravidade dos osteófitos, verificou-se que o côndilo medial da tíbia era o local mais comum para osteófitos de grau II, seguido do côndilo medial do fémur.

Curtis W. Hayes; et al realizaram um estudo para comparar os resultados da imagiologia por RM na osteoartrite do joelho com a gravidade radiográfica e a dor. Este estudo foi realizado em mulheres de meia-idade e verificou-se que o local mais comum de osteofitose era o compartimento patelofemoral (43% do joelho no seu estudo), seguido dos compartimentos medial e lateral.[35]

No nosso estudo, os sintomas de dor mais graves foram produzidos pelos osteófitos trocleares do fémur (28,95%), seguidos pelos osteófitos na superfície articular do fémur medial (28,20%). A rigidez mais grave foi produzida pelos osteófitos da tróclea do fémur. A incapacidade funcional máxima foi produzida por osteófitos na superfície de articulação medial do fémur (31,40%), seguidos de osteófitos na faceta lateral da patela (30,71). Considerando a pontuação média total WOMAC nos diferentes compartimentos do joelho, obtivemos a pontuação média WOMAC mais elevada nos osteófitos na superfície de articulação do fémur medial (28,72%).

Boegard; et al. em 1998, encontraram uma associação entre osteofitose no côndilo medial do planalto tibial e dor na articulação do joelho.[65] No nosso estudo, os osteófitos na superfície articular medial do fémur e a rigidez do joelho apresentaram uma correlação estatisticamente significativa (valor de P = 0,0093). Assim, ambos os estudos mostram uma correlação significativa no compartimento tibiofemoral medial da articulação.

EDEMA DA MEDULA ÓSSEA

No nosso estudo, foi mais frequentemente observado no côndilo femoral medial (82,03%), seguido do côndilo medial da tíbia (67,18%). Quando se consideraram as lesões de edema da medula óssea de grau II, mais uma vez o côndilo femoral medial foi o local mais frequente, seguido do côndilo tibial medial e do côndilo femoral lateral, respetivamente.

No seu estudo, Curtis W Hayes et al verificaram que a localização mais frequente das lesões de edema da medula óssea era o compartimento patelofemoral (47%), seguido do compartimento lateral e do compartimento medial, respetivamente.[35]

A frequência de lesões grandes de BME foi máxima no compartimento patelofemoral, mais uma vez o agachamento prolongado nas populações indianas poderia ser a razão para esta diferença.

O IMC e os sintomas de incapacidade funcional máxima mostraram uma forte associação com o edema da medula óssea na faceta lateral e medial da patela. No entanto, nenhuma destas associações foi estatisticamente significativa.

Assim, verificámos que a presença, frequência ou gravidade do edema da medula óssea não mostrou qualquer associação estatisticamente significativa com a dor ou a rigidez do joelho. Os estudos de Sowers; et al em 2003 e Link; et al em 2003 apoiam estes resultados.[32,15] Embora estes sejam diferentes dos resultados do estudo de Felson; el al.[18] Felson; et al em 2003 descobriram que o edema da medula óssea está associado à deterioração estrutural da articulação como um fator de risco patente e esta relação é explicada pela sua associação com o alinhamento do membro.

Peter R Kozaat; et al em 2001 também não encontraram qualquer associação entre o edema da medula óssea e os achados clínicos na articulação do joelho.[31]

QUISTOS SUBCONDRAIS

O côndilo femoral medial foi o local mais frequente de cistos subcondrais, seguido pelo côndilo tibial medial. Os quistos subcondrais foram menos comuns na faceta lateral da patela no nosso estudo, tendo em conta a gravidade, o côndilo tibial medial foi o local mais frequente de quisto subcondral de grau II, enquanto Hayashi; et al em 2012 encontraram resultados semelhantes.[66]

DEFEITOS DA CARTILAGEM

Os defeitos condrais estavam presentes em quase todos os doentes do nosso estudo. Verificámos que o compartimento tibiofemoral estava mais frequentemente envolvido em comparação com o compartimento patelofemoral. Considerando a gravidade dos defeitos (grau III), verificámos que, mais uma vez, foi o compartimento tibiofemoral medial que mostrou a presença de defeitos de cartilagem mais graves do que os outros compartimentos.

Os defeitos da cartilagem mais frequentes e mais graves (grau III B) estavam presentes no compartimento patelo-femoral nos resultados do estudo de Curtis W. Hayes; et al.[35] Mais uma vez, o agachamento prolongado nas populações indianas pode ser a razão para esta diferença.

Os sintomas de dor mais graves foram observados em associação com o defeito da cartilagem na tróclea do fémur. A rigidez mais grave foi encontrada em associação com o defeito da cartilagem nos côndilos femorais medial e lateral, seguido do defeito da cartilagem na faceta lateral da patela. A incapacidade funcional máxima foi observada em doentes com defeitos da cartilagem na tróclea do fémur e na faceta medial, seguidos de defeitos da cartilagem no côndilo medial da tíbia. Os graus e a frequência dos defeitos da cartilagem não estavam em correlação com as caraterísticas clínicas.[30,37] Isto deve-se ao facto de a cartilagem hialina não ter fibras de dor.[67] Link; et al, no seu estudo, verificaram que os doentes com lesão da cartilagem de grau IIA apresentavam a maioria dos sintomas clínicos.[15] Levantaram a hipótese de que, quando o defeito da cartilagem ocorre no início da osteoartrite, os sintomas clínicos são mais óbvios. Verificaram também que, à medida que a lesão progredia, se verificava uma diminuição da rigidez e da dor articulares, o que pode dever-se à adaptação do joelho.

Esclerose subcondral: No nosso estudo, a articulação tibiofemoral apresentou uma maior incidência de esclerose subcondral e quistos em comparação com o compartimento patelofemoral. Curtis W. Hayes; et al referiram no seu estudo que a maioria dos quistos e esclerose subcondrais estavam presentes no compartimento patelofemoral.[35] O agachamento prolongado nas populações indianas pode ser a razão para esta diferença.

A frequência mais elevada e o maior tamanho da esclerose subcondral foram observados na superfície de articulação medial da tíbia. Os quistos subcondrais trocleares do fémur foram observados com uma frequência crescente em doentes com queixas de rigidez do joelho.

LESÕES MENISCAIS E LIGAMENTARES: A lesão do menisco medial foi observada em 90,62% do total de casos e a incidência máxima foi de rotura de grau II. Assim, verificámos que as lesões meniscais são quase igualmente prováveis nos meniscos medial e lateral. A mesma conclusão foi registada por **Curtis W. Hayes et al;**[35]

No nosso estudo, não foi encontrada qualquer associação entre a rotura meniscal e os sintomas clínicos. O estudo realizado por Peter R Kornaat; et al também teve resultados semelhantes.[37]

21,87% do total de casos apresentavam lesão do ligamento cruzado anterior e a lesão do ligamento cruzado posterior foi observada em 32,81% do total de casos. Quase todos os casos apresentavam lesões de grau I.

Foi observada uma correlação estatisticamente significativa entre a incapacidade funcional e a lesão do ligamento cruzado posterior (pontuação média de incapacidade funcional WOMAC e pontuação total WOAMC 0,01 7 e 0,060, respetivamente).

EFUSÃO CONJUNTA

Foi observada efusão com diferentes graus numa grande proporção do grupo de estudo. No entanto, no nosso estudo, não foi observada uma associação significativa entre derrames articulares e dor, rigidez ou incapacidade física na articulação do joelho. No entanto, os doentes do nosso estudo apresentaram pontuações WOMAC mais elevadas com o aumento da gravidade do derrame articular.

A associação entre derrame articular e dores articulares é objeto de controvérsia na literatura. Hill; et al verificaram no seu estudo que os derrames articulares moderados a graves eram mais frequentes nos doentes com dor articular.[30] No entanto, Link et al não encontraram uma associação significativa entre estas caraterísticas, mas verificaram uma tendência para pontuações mais elevadas de dor nos doentes com derrame articular.[15] A distensão capsular é a causa da dor no joelho em caso de derrame articular, tal como afirmado por diferentes estudos.[15,30]

Peter R Kornaat et al; em 2006, relataram que foi observada uma associação entre derrame articular (de grau II e III) e dor articular.[37]

SINOVITE: A presença de sinovite foi observada em 21,87% da nossa população estudada e a maioria apresentava um grau ligeiro de sinovite. Wenhan Conagham P; et al. em 2010 encontraram sinovite em (21% da sua população de estudo).[68] O que está muito próximo dos nossos resultados.

CISTOS DE BAKER: Foram observados vários graus de quistos de Baker em 43,75% da população estudada. A presença de quistos de Baker não mostrou qualquer associação com as caraterísticas clínicas. Os casos também relataram que os cistos poplíteos eram tão comuns em pacientes com dor articular quanto naqueles sem dor.[30]

CORPOS OSTEOCONDRAIS: Os corpos osteocondrais foram observados em 22,65% da população estudada. Foi observada uma correlação positiva entre os sintomas clínicos e a presença de corpos osteocondrais (condromatose secundária).

Encontrámos uma associação estatisticamente significativa entre a incapacidade funcional e a rigidez na articulação do joelho (considerando as pontuações de incapacidade funcional e rigidez do WOMAC) e a presença de corpos osteocondrais (P =0,01).

Foi também observada uma correlação positiva entre a pontuação total WOMAC e a presença de corpos osteocondrais (P=0,0009).

KL SCORE: A maioria das alterações anatómicas no compartimento tibiofemoral mostrou uma forte correlação entre a RM e os achados radiográficos (coeficientes de correlação <0,05 em todos os locais), no entanto esta correlação foi fraca no compartimento patelofemoral.

As alterações radiográficas no compartimento patelo-femoral não são diagnosticadas numa fase inicial. A razão pode ser a falta de vistas laterais ou horizontais da articulação do joelho.

No nosso estudo, foi observada uma forte correlação entre osteófitos detectados por RM e radiografias (valor de p = 0,000, 0,000 para as superfícies articulares mediais do fémur e da tíbia, respetivamente, e p = 0,098 e 0,001 para o côndilo femoral lateral e o côndilo tibial lateral, respetivamente).

Os quistos subcondrais em ambos os côndilos da tíbia e no côndilo lateral do fémur mostraram uma associação positiva com a osteoartrite radiográfica (p=0,002 e 0,056 e 0,066, respetivamente).

Edema da medula óssea nos côndilos laterais do fémur e da tíbia e no côndilo medial da tíbia (p=0,017, 0,029 e 0,001, respetivamente).

A esclerose subcondral no compartimento tibiofemoral e patelofemoral e a pontuação KL não mostraram associação significativa.

Foi observada uma correlação entre os defeitos da cartilagem no compartimento tibiofemoral, tanto no aspeto lateral como medial, e a pontuação KL (P=0,058, 0,058, 0,080 e 0,002 no côndilo femoral medial, côndilo tibial medial, côndilo femoral lateral e côndilo tibial lateral, respetivamente).

A lesão do menisco medial e a pontuação KL também apresentaram associação estatisticamente significativa (p = 0,00). Não houve associação significativa entre a lesão do menisco lateral, dos ligamentos colaterais e do ligamento cruzado e a pontuação KL.

A presença de derrame articular, quisto de Baker e corpos osteocondrais também estão significativamente associados à pontuação KL (P= 0,080, 0,050 e 0,012, respetivamente).

Curtis W. Hayes também comunicou uma forte associação entre a classificação KL e o defeito da cartilagem. Os seus dados mostraram que, à medida que a classificação KL aumentava, a frequência e a gravidade das anomalias detectadas na RMN também aumentavam.[35]

CONCLUSÃO

Realizámos este estudo prospetivo de janeiro de 2014 a julho de 2016, em 128 doentes com osteoartrite da articulação do joelho. Avaliámos a epidemiologia da osteoartrite do joelho e vários achados de RM.

Os resultados da RM foram ainda correlacionados com os sintomas clínicos dos doentes, utilizando a pontuação WOMAC, e também com os resultados radiográficos, comparando-os com a pontuação KL. As conclusões foram as seguintes:

1.   A osteoartrite do joelho é uma doença da idade avançada.

2.   A incidência da doença foi mais comum nas mulheres do que nos homens.

3.   Não foi encontrada uma associação estatística significativa entre a profissão dos doentes e a osteoartrite do joelho.

4.   No nosso estudo, verificou-se que a osteoartrite do joelho era mais comum em doentes com um índice de massa corporal elevado e também foi encontrada uma associação estatisticamente significativa entre o IMC e os osteófitos no côndilo medial do fémur.

5.   Foi encontrada uma correlação significativa entre a idade dos doentes e os osteófitos no compartimento tibiofemoral.

6.   A gravidade do edema da medula óssea e dos quistos subcondrais mostrou uma associação significativa com o aumento da idade.

7.   O compartimento tibiofemoral medial foi o local mais comum de osteófitos.

8.   Os osteófitos eram comuns no côndilo medial do fémur, mas os osteófitos de grau II eram mais frequentemente encontrados na superfície articular medial da tíbia.

9.   O edema da medula óssea foi mais frequentemente observado no côndilo medial do fémur.

10.   Os quistos subcondrais foram mais comuns na superfície articular medial do fémur.

11.   Os defeitos da cartilagem foram mais comuns no compartimento tibiofemoral do que no compartimento patelofemoral.

12.   A articulação tibiofemoral apresentou mais incidências de esclerose subcondral e quistos do que o compartimento patelofemoral da articulação do joelho.

13.   As lesões meniscais foram quase igualmente prováveis nos meniscos medial e lateral.

14.   No nosso estudo, verificou-se uma elevada incidência de alterações meniscais em doentes com osteoartrite. A lesão do menisco medial foi observada em 90,62% do total de casos e a incidência

máxima foi de rotura de grau II. A lesão do menisco lateral foi observada em 96,87% do total de casos, dos quais 53,13% apresentavam uma rotura de grau II.

15.   As lesões do ligamento colateral foram raramente encontradas no nosso grupo de estudo de doentes com osteoartrite.

16.   As alterações do ligamento cruzado também foram frequentemente observadas em doentes com osteoartrite e a maioria dos doentes apresenta lesões do ligamento cruzado de grau 1.

17.   Os diferentes graus de derrame articular e os quistos de Baker foram frequentemente observados em doentes com osteoartrite.

18.   Este estudo demonstra apenas um pequeno número de associações entre as anomalias estruturais encontradas nas imagens de RM do joelho e as caraterísticas clínicas em doentes com osteoartrite do joelho. Não foi observada qualquer associação entre defeitos da cartilagem, edema da medula óssea, quistos subcondrais, esclerose subcondral, quistos de Baker, subluxações da tíbia e sinovite com as caraterísticas clínicas.

19.   Foi observada uma correlação positiva entre os osteófitos na superfície articular medial do fémur e a rigidez do joelho (valor de P = 0,0093).

20.   Foi observada uma correlação estatisticamente significativa entre a incapacidade funcional e a lesão do ligamento cruzado posterior (p=0,017 e 0,060, respetivamente).

21.   Não foi observada uma associação estatística significativa entre os derrames articulares e a dor, a rigidez ou a incapacidade física na articulação do joelho (p >0,05). No entanto, os doentes do nosso estudo apresentaram pontuações WOMAC mais elevadas de dor, rigidez, incapacidade física e pontuação total com o aumento da gravidade dos derrames articulares.

22.   Foi observada uma associação estatisticamente significativa entre a incapacidade funcional e a rigidez na articulação do joelho (considerando as pontuações de incapacidade funcional e rigidez do WOMAC) e a presença de corpos osteocondrais (P = 0,01). Também foi observada uma correlação positiva entre a pontuação total do WOMAC e a presença de corpos osteocondrais (P=0,0009).

23.   O compartimento patelofemoral da articulação do joelho contribuiu maioritariamente para os sintomas clínicos dos doentes na nossa população de estudo, embora sem significância estatística (P>0,05).

24.   No compartimento tibiofemoral, foi observada uma correlação estatisticamente significativa entre a maioria dos resultados da RM e a pontuação KL, mas no compartimento patelofemoral esta correlação é fraca.

25.   No compartimento tibiofemoral e patelofemoral, a esclerose subcondral não mostrou uma

correlação estatística significativa e muitos doentes a quem foi diagnosticada uma pontuação KL mais elevada nas radiografias simples foram diagnosticados com um grau inferior de esclerose subcondral.

26.   No compartimento tibiofemoral, os osteófitos detectados por RM e os osteófitos diagnosticados radiograficamente apresentaram uma correlação elevada e, à medida que a gravidade da RM nos osteófitos aumentava, a pontuação KL também aumentava.

Em suma, embora os achados clínicos e as radiografias simples continuem a ser importantes na avaliação da osteoartrite do joelho no contexto indiano, a RM desempenha um papel importante na imagiologia dos tecidos ósseos e moles do joelho como um órgão completo, ajudando assim a melhorar a gestão e o resultado da doença. Além disso, a RM desempenha um papel importante na descrição das alterações precoces da osteoartrite.

BIBLIOGRAFIA

1.	Dos Centros de Controlo e Prevenção de Doenças. Prevalência e impacto da artrite nas mulheres - Estados Unidos, 1989-1991. *JAMA* 1995; 273; 1820-1821.

2.	Praemer A, Furner S, Rice DP. Musculoskeletal conditions in the United States. Park Ridge, Ill: *American Academy of Orthopedic Surgeons,* 1992.

3.	Spector TD, Hart DJ, Huskisson EC. The use of radiographs in assessing the severity of knee osteoarthritis (A utilização de radiografias na avaliação da gravidade da osteoartrite do joelho). *J Rheumatol Suppl* 1991;27:38-39.

4.	Altman RD. Critérios para a classificação da osteoartrite clínica. *J Rheumatol Suppl* 1991;27:10-12.

5.	Brandt KD, Fife RS, Braunstein EM, Katz B. Classificação radiográfica da gravidade da osteoartrite do joelho: relação entre a classificação de Kellgren e Lawrence e uma classificação baseada no estreitamento do espaço articular e correlação com a evidência artroscópica de degeneração da cartilagem articular. *Arthritis Rheum* 1991;34:1381- 1386.

6.	Hunnan MT, Felson DT, Pincus T. Analysis of the discordance between radiographic changes and knee pain in osteoarthritis of the knee. *J Rheumatol* 2000;27:1513-1517.

7.	Peterfy CG. Imagiologia do processo da doença *Curr Opin Rheumatol* 2002; 14:590-596.

8.	McAlindon TE, Watt I, McCrae F, Goddard P, Dieppe PA. Magnetic resonance imaging in osteoarthritis of the knee: correlation with radiographic and scintigraphic findings. *Ann Rheum Dis* 1991;50:14-19.

9.	Chan WP, Lang P, Stevens MP, et al. Osteoartrite do joelho: comparação de radiografia, TC e RM para avaliar a extensão e a gravidade. *AJR Am J Roentgenol* 1991;157:14-19.

10.	Broderick LS, Turner DA, Renfrew DL, Schnitzer TJ, HUFF JP, Harris C. Gravidade da anormalidade da cartilagem articular em doentes com osteoartrite: avaliação com RM de spin-eco rápido vs artroscopia. *AJR Am J Roentgenol* 1994;162:99-103.

11.	Bergman AG. Willen HK, Lindstrand AL, Pettersson HT. Osteoartrite do joelho: correlação de anormalidades do sinal de RM subcondral com caraterísticas histopatológicas e radiográficas. *Skeletal Radiol* 1994;23:445-448.

12.	Fernandez-Madrid F, Karvonen RL, Teitge RA, Miller PR, Negendank WG. MR Features of osteoarthritis of the knee (Caraterísticas de RM da osteoartrite do joelho). *Magn Reson Imagine* 1994;12:703-709.

13. Drape JL, Pessis E, Auleley GR, Chevrot A, Dougados M, Ayral X. *Avaliação* quantitativa *por imagem de RM da condropatia em joelhos osteoartríticos: Radiology* 1998;208:49-

14. Felson DT, Chaisson CE, Hill CL, et al. A associação de lesões da medula óssea com dor na osteoartrite do joelho. *Ann Intern Med* 2001;134:541-549.

15. Link TM, Steinbach LS, Ghosh S, et al. Osteoartrite: Achados de imagiologia por RM em diferentes fases da doença e correlação com achados clínicos. *Radiologia* 2003;226:373-381.

16. Boegard TL, Rudling O, Petersson IF, Jonsson K. Magnetic resonance imagine the knee in chronic knee pain: a 2-Years follow-up. *Osteoarthritis Cartilage* 2001;9:473-480.

17. Pessis E, Drape JL, Ravaud P, Chevrot A, Dougados M, Ayral X. Avaliação da progressão na osteoartrite do joelho: resultados de um estudo de um ano que compara a artroscopia e a LMR. *Ostearthritis cartilage* 2003;11:361-369.

18. Felson DT, McLaughlin S, Goggins J, et al. Edema da medula óssea e sua relação com a progressão da osteoartrite do joelho. *Ann Intern Med* 2003;139:330- 336.

19. Peterfy CG, Guermazi A, Zaim S, et al. Whole-Organ Magn Reson Imaging Score (WORMS) do joelho na osteoartrite: *Osteoarthritis Cartilage* 2004;12:177-190.

20. Kornaat PR, Ceulemans RY, Kroon HM, et al. Avaliação da osteoartrite do joelho por RMN: Knee Osteoarthritis Scoring System (KOSS) - reprodutibilidade inter-observador e intra-observador de um sistema de pontuação baseado em compartimentos. *Skeletal Radiol Rheum* 2005; 34:95-102.

21. Harris ED Jr (2001) A década dos ossos e das articulações: um catalisador para o progresso. *Arthritis Rheum* 44(9):1969-1970.

22. Lawrence JS, Bremner JM, Bier F, Osteo-artrose. Prevalência na população e relação entre sintomas e alterações radiológicas. *Ann. Rheum. Dis.* 1966;25(1):1-24.

23. Felson DT, Chaisson CE, Hill CL, Totterman SM, Gale ME, Skinner KM et al. A associação de lesões da medula óssea com dor na osteoartrite do joelho. *Ann. Intern.*

24. Kellgren JH, Lawrence JS. Avaliação radiológica da osteo-artrose. Ann Rheum Dis. 1957 Dec;16(4):494-502.

25. Bellamy N, Buchanan WW, Goldsmith CH, Campbell J, Stitt LW. Validation study of WOMAC: a health status instrument for measuring clinically important patient relevant outcomes to antirheumatic drug therapy in patients with osteoarthritis of the hip or knee. J Rheumatol 1988;15:1833- 40.

26. Mangat G; Balakrishnan. C; Venkatachalam S; Joshi VR; et al pattern of osteoarthritis (OA) in

India: a hospital based study Journal of Indian Rheumatism Association. 1995 Oct-Dec; 3(4): 125-8.

27. Fernandez-Madrid F, Karconen RL, Teitge RA, Miller PR, An T, Negendank WG Espessamento sinovial detectado por imagiologia por RM na osteoartrite do joelho confirmada por biópsia como sinovite. *Magn Reson Imaging.* 1995;13(2):177-83.

28. WP Chan, P Lang, MP Stevens, K Sack, S Majumdar, DW Stoller, C Basch e HK Genant; et al Osteoarthritis of the knee: comparison of radiography *American Journal of Roentgenology,* 1995 Vol 157,799-806.

29. C.C.A. Nolte-Ernstiog julho de 1996 o valor da RMN na deteção de anomalias degenerativas da medula óssea na osteoartrite animal *Skeletal Radiology Volume* 25, Número 5 413-420 julho de 1996.

30. Catherine I, Hill Daniel G, Gale. Christine E. Chaisson, Katherine Skinner, Lawis Kazis, M. Elon Gale, and David T. Felson; et al Knee Effusions, Popliteal Cysts, and synovial Thickening: Association with Knee Pain in Osteoarthritis *J Rheumatol* 2001;28:1330-7.

31. Thomas R McCauley Peter R Kornaat Won-Hee Jee Osteófitos centrais no joelho: Prevalência e Associação com Defeitos de Cartilagem em Imagens de RM *American Journal of Roentgenology* fevereiro de 2001.

32. Sowers MF, Hayes C, Jamadar D, et al. Caraterísticas dos defeitos da medula óssea e da cartilagem subcondral detectados por ressonância magnética associados à dor e à osteoartrite do joelho definida por raios X. *Osteoarthritis Cartilage* 2003;387-393.

33. Theofilos Karachaliosa Aristidis Zibsa, Papanagiotoub, Apostolos H Karantanasb, Konstantios N Malizosa, Nikolaos Roidisa. MR imaging findings in early osteoarthritis of the knee *European journal of radiology* Volume 50, Número 3, Páginas 225-230 junho de 2004.

34. R Duncan, G Peat Thomas, E Hay, I McCall. P Croft Sintomas e osteoartrite radiográfica: não são tão discordantes como se diz? *Annals of the Rheumatic Diseases* 2007;66:86-91.

35. Curtis W. Hayes, MD, Dacid A. Jamadar, MB, BS, Gavin W. Welch, PhD, Mary L. Jannausch, MS, Laurie L. Lachance, PhD, PhD, Diana C. Capul, BA e MaryFran R Sowers, PhD; et al Osteoartrite do joelho: Comparison of MR Imaging Findings with Radiographic Severity Measurements and pain in Middle-aged Women *Radiology* 2005;237:998- 1007.

36. Arun J.; Ramappaj; Steadman R.; Bollom T. S.; Briggs K.K.; e Rodkey. Kellgren-lawrence (K-L) scores and arthroscopic findings in the degenerative knee *Journal of Bone and Joint Surgery - British* Volume, Vol 88-B, Issue SUPP_I, 112.2006.

37. Peter R Kornaat Johan L Bloem Ruth YT Ceulemans Naghmeh Riyazi Frits R Rosendaal Rob

G Nelissen Wayne O Carter Marie-Pierre Helio Le Graverand Margreet Kloppenburg Magnetic resonance imaging in knees of patients with osteoarthritis at multiple sites: association with clinical findings *Radiology junho* de 2006.

38.   R Duncan, G Peat Thomas, E Hay, I McCall. P Croft Sintomas e osteoartrite radiográfica: não são tão discordantes como se diz? *Annals of the Rheumatic Diseases* 2007;66:86-91.

39.   Hao Wu, MSc; Colin Webber, PhD; Carmen Otero Fuentes, MD; Robert Bensen, MSc; Karen Beattie, PhD; Jonathan D Adachi, MD, FRCPC; Xiaoming Xie, MSc; Farhang Jabbari, MD; David R Levy, BA, MD, CCFP, FCFP, DOHS Prevalência de Anormalidades do Joelho em Pacientes com Osteoartrite e Lesão do Ligamento Cruzado Anterior Identificada com Ressonância Magnética Periférica: *Um Estudo Piloto CARJ Vol* 58, No 3, junho 2007.

40.   Pater R. Kornaat, Margreet Kloppenburg, Ruby Sharma, Stella A. Botha-Scheepers, Marie-Pierre Hellio Le Graverand, L. Napoleon J.E.M. Coene, Johan L. Bloem, e Iain Watt Bone Marrow edema-like lesions change in volume in the majority of patients with osteoarthritis; associations with clinical features *Eur Radiol.* 2007 December; 17(12):3073-3078.

41.   Leonid Kalichman; Yuqing Zhang; Jingbo Niu; Joyce Goggins; Daniel Gale; Yanyan Zhu; David J Hunter; et al. The association Between *Arthritis Research & Therapy* Vol 9 Issue 2 2007.

42.   S Amin, A Guermazi, M P Lavalley, J Niu, M Clancy, D J Hunter, M Grigoryan, D T Fels Complete anterior cruciate ligament tear and the risk for cartilage loss and progression of symptoms in men and women with knee osteoarthritis. Osteoarthritis *Cartilage.* 2008 Jan 17.

43.   D J Hunter, G H Lo, D Gale, A J Grainger, A Guermazi, P G Conaghan a fiabilidade de um novo sistema de pontuação para a RM da osteoartrite do joelho e a validade da avaliação da lesão da medula óssea: BLOKS (Boston-Leeds Osteoarthritis knee score) *Annals of the Rheumatic Diseases* 2008;67:206- 211.

44.   von Engelhardt L, Lahner M, Klussmann A, Bouillon B, Dàvid A, Haage P et al. Arthroscopy vs. MRI for a detailed assessment of cartilage disease in osteoarthritis: diagnostic value of MRI in clinical practice. BMC

Distúrbios músculo-esqueléticos. 2010;11(1).

45.   Bilgici A, Dogan C, Cil E, Sakarya S, Kuru O, Selcuk M. Relationship Between Pain Severity and Magnetic Resonance Imaging Features in Patients with Osteoarthritis of The Knee. Turkish Journal of Rheumatology. 2010; 25(4):184-190.

46.   Hunter D, Guermazi A, Lo G, Grainger A, Conaghan P, Boudreau R et al. Evolução da avaliação semi-quantitativa de toda a articulação da OA do joelho: MOAKS (MRI Osteoarthritis

Knee Score). Osteoarthritis and Cartilage. 2011;19(8):990- 1002.

47.   Braun H Gold G. Diagnóstico da osteoartrite: Imagiologia. Bone. 2012;51(2):278- 288.

48.   Gudbergsen H, Lohmander L, Jones G, Christensen R, Bartels E, Danneskiold-Sams0e B et al. Correlations between radiographic assessments and MRI features of knee osteoarthritis - a cross-sectional study. Osteoarthritis and Cartilage. 2013;21(4):535-543.

49.   Noyes FR, Stabler CL. Um sistema para classificar as lesões da cartilagem articular na artroscopia. *Am J Sports Med* 1989;17:505-513.

50.   Zanetti M, Bruder E, Romero J, Hodler J. Bone marrow edema pattern in osteoarthritis knees: correlation between MR imaging and histologic findings. *Radiology* 2000;215:835-840.

51.   Lal NR, Jamadar DA, Doi K, et al. Avaliação de contusões ósseas com ressonância magnética de densidade protónica com spin-eco rápido saturado de gordura. Can Assoc Radiol J200;51:182-185.

52.   Boegard T, Rudling O, Petersson IF, Jonsson K. Correlação entre osteófitos diagnosticados por radiofotografia e defeitos de cartilagem detectados por ressonância magnética na articulação patelofemoral. *Ann Rheum Dis* 1998; 57(7):395-400.

53.   Tschirch FT, Schmid MR, Pfirrmann CW, Romero J, Hodler J, Zanetti M. Prevalência e tamanho de quistos meniscais, quistos ganglionares, quistos sinoviais do espaço poplíteo, bursas cheias de líquido e outras colecções de líquido em joelhos assintomáticos em imagens de RM. *AJR Am J Roentgenol* 2003;180:1431-1436.

54.   Fernadez-Madrid F, Karvonen RL, Teitge RA, Miller PR, An T, Negendank WG. Espessamento sinovial detectado por imagiologia por RM na osteoartrite do joelho confirmada por biopsia como sinovite. *Magn Reson Imaging* 1995;13:177-183.

55.   Schweitzer ME, Falk A, Pathria M Brahme S, Hodler J, Resnick D, MR imaging of theknee: can changes in the intracapsular fat pads be used as a sign of synovial proliferation in the presence of an effusion? *Am JRoentgenol* 1993; 160:823-826.

56.   Crues JV, Mink J, Levy TL, Lotysch M, Stoller DW. Lágrimas meniscais do joelho: precisão da imagem por RM. *Radiology* 1987;164:445-448.[Abstract].

57.   David T. Felson, Allan Naimark, Jennifer Anderson, PhD, Lewis Kazis, ScD, William Castelli, MD, Robert F. Meenan, *Arthritis and rheumatism Volume* 30 Edição 8, Páginas 914-918.

58.   Mary I. O' Connor Sex Differences in Osteoarthritis of the Hip and knee, *MD J Am Acad Orthop Surg,* Vol 15, No Suppl_1, setembro de 2007, S22-S25.

59. Spector TD. A gordura na articulação: osteoartrite e obesidade. *J Rheumatol* 1990; 17:283284.

60. Felson DT, Anderson JJ, Naimark A, Walker AM, Meenan RF. Obesidade e osteoartrite do joelho. The Framingham Study. *Ann Intern Med* 1988; 109: 1824.

61. Felson DT, Zhang Y, Anthony JM, Naimark A, Anderson JJ. A perda de peso reduz o risco de OA sintomática do joelho em mulheres: o Estudo de Framingham. *Ann Intern Med* 1992;116:535539.

62. Radin E L; Paul I L; Rose R M. Papel dos factores mecânicos na patogénese da osteoartrite primária. *Lancer* 1972;I:519-22.

63. Cooper e., Mc Alindon T, Snow S et al Individual risk factors for symptomatic osteoarthritis of knee. *Osteoarthritis and cartilage 1992;16-7.*

64. Davis MA, Ettinger WH, Neuhaus J M, Cho S A, Hauck W W. The association of knee injury and obesity with unilateral and bilateral osteoarthritis of knee *Ann J epidemiol* 1989;130 278-88.

65. Boegard T, Rudling O, Petersson IF, Jonsson K. Correlação entre osteófitos diagnosticados por radiofotografia e defeitos de cartilagem detectados por ressonância magnética na articulação tibiofemoral. *Ann Rheum Dis* 1998;57:401-407.

66. Hayashi D, Xu L, Roemer F, Hunter D, Li L, Katur A et al. Deteção de Osteófitos e Cistos Subcondrais no Joelho com Uso de Tomossíntese. Radiology. 2012;263(1):206-215.

67. Heppelmanb. Anatomia e histologia da inervação das articulações. *J Peripher Nerv Syst* 1997;2(1):5-16.

68. Wenham Conaghan P. O papel da sinovite na osteoartrite. Avanços terapêuticos nas doenças músculo-esqueléticas. 2010;2(6):349-359.

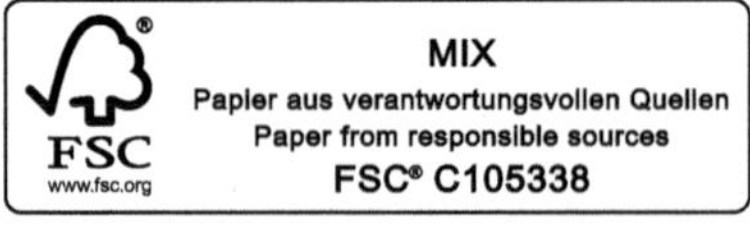

Printed by Books on Demand GmbH, Norderstedt / Germany